本书受中南财经政法大学中央高校基本科研业务费2014年青年教师创新项目“农村医疗救助：机制与选择”（项目编号：2014132）资助。

中南财经政法大学公共管理文库
ZHONGNANCAIJINGZHENGFADAXUE
GONGGONGGUANLIWENKU

大病农户的就医行为与生计决策研究

马志雄　丁士军　著

长江出版传媒
湖北人民出版社

图书在版编目(CIP)数据

大病农户的就医行为与生计决策研究/马志雄,丁士军著.
武汉:湖北人民出版社,2015.10
ISBN 978-7-216-08719-3
Ⅰ.大… Ⅱ.①马… ②丁… Ⅲ.农村—医疗保健制度—研究—中国
Ⅳ.R199.2
中国版本图书馆 CIP 数据核字(2015)第 221677 号

出 品 人:姚德海
责任部门:高等教育分社
责任编辑:刘天闻
封面设计:董 昀
责任校对:范承勇
责任印制:王铁兵
法律顾问:王在刚

出版发行: 湖北人民出版社	**地址:**武汉市雄楚大道 268 号
印刷:武汉市福成启铭彩色印刷包装有限公司	**邮编:**430070
开本:880 毫米×1230 毫米 1/32	**印张:**7.125
字数:180 千字	**插页:**3
版次:2015 年 10 月第 1 版	**印次:**2015 年 10 月第 1 次印刷
书号:ISBN 978-7-216-08719-3	**定价:**24.00 元

本社网址:http://www.hbpp.com.cn
本社旗舰店:http://hbrmcbs.tmall.com
读者服务部电话:027-87679656
投诉举报电话:027-87679757

目　录

导　论

第一节　选题背景和研究意义

一、选题背景

生命健康是每个个体正常从事生产劳动的前提条件，是作为社会发展动力的人力资本存量的重要衡量指标。家庭成员的身体健康也是贫困地区农户减缓贫困、发展生计的关键要素禀赋。农村社会中较严重疾病的存在，不仅使农村人力资本遭受损失，而且需要耗费大量的社会财富用于医疗物品的供给。从微观角度看，由于发展中国家的医疗保障制度远非完善，较严重疾病的医疗开支对具有生计脆弱性的中低收入农户来说是一个沉重的负担。不同的社会文化传统对健康、疾病和死亡的态度、信仰和行为是不同的。生长于特定社会组织和社会文化中的农户，他们与疾病和治疗相关的观念和行为将可能受到广泛影响。治疗就是对疾病的矫正，也包括生病时苦痛的缓解。疾病与治愈极少是由单一原因引起的，它们通常是多种因素共同作用的结果（Hahn，1995）。

原卫生部实施的1993年、1998年、2003年和2008年四次国家卫生服务调查数据显示，农村居民两周患病率分别为12.8%、13.7%、

14.0%和17.7%，呈不断上升趋势。以2008年第四次国家卫生服务调查[①]为例，农村两周患病率中，中部地区为16.4%，东部地区为18.2%，西部地区为18.1%，其中慢性病[②]占两周患病的比例逐渐上升，由1998年的34.8%上升至2008年的55.7%。虽然近年来我国农村医疗改革的步伐加快并取得了明显成效，但农户“看病难，看病贵”的外部环境依然没有根本改变。2008年农村两周新发病例未就诊比例为35.6%，未就诊病例中70%的患者通过自行服药或药店购药等方式对疾病进行了治疗，30%的患者未进行任何治疗，而经医生诊断需住院而未住院的比例为20%（卫生部统计信息中心，2009）。

疾病尤其是大病医疗支出成为农户沉重的负担。据《2010年中国卫生统计年鉴》数据，近年来农村居民人均医疗保健支出和医疗保健支出占消费性支出比重呈不断增长趋势。2009年人均农村居民医疗保健支出比例为287.5元，医疗保健支出占消费支出比例为7.2%（图0-1）。如果只调查大病人口的医疗支出及其占消费支出比重，这个比例将大得多。

我国农村地区的医疗卫生除了与城市存在相同的医疗供给问题外，还突出表现为医疗卫生资源的城乡分配不公平。城市人均拥有的医疗资源是农村的2.5倍以上，大约有80%的医疗资源分布在城市地区，而城市里80%的医疗资源又集中在大医院，即二、三级医院，并且医院的规模大、设备先进、卫生服务人员的专业素质高。相反，在居住着大部分人口的农村地区，仅享有20%的医疗资源，而且医疗卫生设备落后老化、医务人员大量流失（程锦锥、朱恒鹏，2012）。

---

① http://health.people.com.cn/GB/14740/106977/8882132.html.

② 慢性病全称是慢性非传染性疾病，这类疾病病程长且病情迁延不愈；慢性病往往资金花费较大，影响正常劳动时间长，因此更可能属于本书所研究的大病。

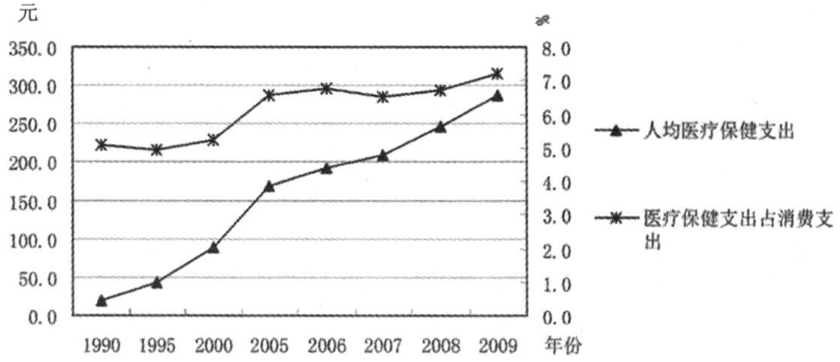

图 0-1 历年农村医疗保健支出情况

（一）农村卫生经费

2010 年我国的医疗卫生总费用[①]达到 19921.35 亿元，人均医疗卫生总费用达到 1487.00 元，医疗卫生总费用占 GDP 比重为 5.01%。其中政府支出为 5688.64 亿元，占卫生总费用的 28.56%，占财政支出比重的 6.35%，占 GDP 比重的 1.43%。尽管近年来我国卫生经费的政府支出大幅增加，但在医疗费用的支出安排上，仍然主要集中在城市地区。城乡之间卫生费用的分配不均问题十分明显，2009 年全国医疗卫生总费用为 17541.92 亿元[②]，其中城市卫生费用为 13535.61 亿元，占 77.16%；农村卫生费用为 4006.31 亿元，占 22.84%。从人均看，2009 年城市人均卫生费用为 2176.6 元，而农村人均卫生费用为 562.0 元，前者是后者的 3.87 倍。

从红安县的情况看，尽管存在较为完备的农村三级卫生服务网络，

---

① 卫生总费用指一个国家或地区在一定时期内，为开展卫生服务活动从全社会筹集的卫生资源的货币总额，按来源法核算。它反映一定经济条件下，政府、社会和居民个人对卫生保健的重视程度和费用负担水平，以及卫生筹资模式的主要特征和卫生筹资的公平性、合理性。

② 由于《2011 年中国卫生统计年鉴》中没有对 2010 年城乡卫生总费用进行统计，这里使用 2009 年的数据。

但红安县医疗的政府支出资金偏低，医疗卫生投入增长缓慢。2005—2009年全县卫生事业费[①]的年均增长率为11.24%，其中县直医院、公共卫生机构、乡镇卫生院的年均增长率分别为10.84%、14.25%、10.68%。2005—2009年全县人均卫生事业费分别为12.29元、12.88元、17.51元、18.14元、18.26元，年均增幅为10.40%，虽然从增长幅度看不算缓慢，但人均卫生事业费的基数很小。从卫生事业费占财政支出的角度看，2005—2009年分别为1.76%、1.78%、1.98%、1.55%、1.38%，这个比例的年均增幅为负的5.90%（表0-1），而同期全县的地区生产总值、财政收入总额、财政支出总额的年增长率分别为18.41%、17.09%、18.32%，卫生事业费仅占医疗机构实际总支出的6.43%～10.24%（刘逸虹等，2011），医疗机构存在很大的创收压力。

表0-1　红安县卫生事业费情况

	2005年	2006年	2007年	2008年	2009年	年均增幅（%）
卫生事业费总额（万元）	798.90	843.90	1155.37	1215.06	1223.42	11.24
人均卫生事业费（元）	12.29	12.88	17.51	18.14	18.26	10.40
卫生事业费占财政支出（%）	1.76	1.78	1.98	1.55	1.38	-5.90
其中：县级医院卫生事业费占比（%）	37.78	37.48	23.61	40.14	37.25	-0.35
乡镇卫生院卫生事业费占比（%）	48.84	49.52	52.62	43.91	47.86	-0.51
公共卫生事业费占比（%）	13.38	13.00	15.11	15.97	14.89	2.71

三级医疗服务体系的卫生事业费支出仍然侧重在县级医疗机构。20世纪80年代末以后，红安的乡镇卫生院开始由“条条管理”变为“块

① 卫生事业费是指各级政府用于卫生机构的财政补助，不包括预算内卫生基建投资。

块管理”,将“人、财、物”等配置权力由县下放到乡镇政府。而当地乡镇财政十分困难,甚至连工作人员经费都难以保证,更不用说事业发展费。随着乡镇集体经济衰落,原本依靠集体经济补助的部分也失去了来源。在目前农村三级医疗服务网中,县级医疗机构尚能基本运转,但乡村两级则是面临重重困难。红安的县级医疗机构、乡镇卫生院万元以上设备投入资金占医疗机构总支出的比例分别为4.27%和1.37%,而村级卫生室和街道门诊的设备投资金额几乎为零。

(二)农村卫生设施

2010年全国卫生机构数达936927个,其中医院20918个、乡镇卫生院37836个、村卫生室648424个。2010年全国卫生机构人员数达8207502人,其中卫生技术人员5876158万人,农村地区乡村医生和卫生员1091863人。2010年全国卫生机构床位总数达478.68万张,其中医院床位数338.74万张、乡镇卫生院99.43万张。农村地区只占全国医疗卫生资源的20%左右,配置的医疗资源严重不足,以城乡卫生机构病床数为例,可以看出这种差别(表0-2)。虽然城乡基层医疗服务体系逐步健全,但总体上医疗资源依然存在严重的城乡差距。除了数量的差别,农村医疗卫生设施的质量与城市相比也存在差距。大多数农村地区的乡镇卫生院基础服务设施落后,设备落后、房子陈旧不堪、就医环境差。

表0-2　城乡间卫生机构病床数的分布情况

年份	卫生机构病床总数(万张)	乡镇卫生院病床数(万张)	乡卫生院病床数占比(%)
2000	317.70	73.48	23.13
2003	316.40	67.27	21.26
2005	336.75	67.82	20.14
2007	370.11	74.72	20.19
2009	441.66	93.34	21.13
2010	478.68	99.43	20.77

资料来源:《2011年中国卫生统计年鉴》。

作为贫困地区的红安来说，县级卫生院和乡镇卫生院 2006—2008 年的床位数分别为 953 张、983 张和 1000 张，从图 0-2 可以看出，县乡两级每千人所拥有的床位数一直小于同期全国的数量水平。虽然 1990 年红安的医院和卫生院床位数发生了一个飞跃，达到 1251 张，但之后不断波动，2006—2008 年每千人床位数分别为 1. 46 张、1. 50 张和 1. 52 张，分别低于全国这个时期的 2. 53 张、2. 63 张和 2. 84 张。从全国与红安县医院床位数量的情况比较，可以看出贫困地区医疗机构的住院床位供给能力较低。

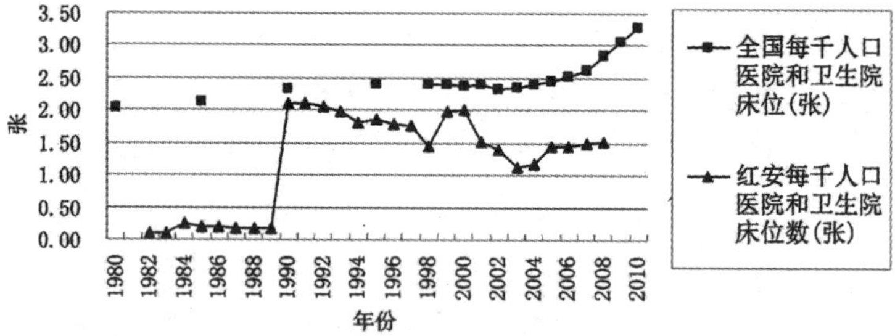

图 0-2　全国与红安县乡两级医院每千人床位数量

资料来源：根据《中国卫生统计年鉴》和《黄冈统计年鉴》数据整理。

(三)农村卫生人才

卫生技术人员主要由执业(助理)医师、注册护士和卫生防疫人员组成。由于农村地区大部分医院的收入较低，使得大部分农村从医人员的报酬难以得到保障，再加上农村的就医环境较差，大部分卫生技术人员选择放弃从医或者到城市的大医院工作，这样就导致大量基层专业技术人才的流失。总而言之，目前农村地区缺乏专业和高素质的卫生技术人员，卫生服务能力较差。如表 0-3 和表 0-4 所示，农村每千人口卫生技术人员数量不到城市地区的 50%，并且乡镇卫生院的从医人员学历大多为中专和高中及以下。

表 0-3　全国每千人口卫生技术人员城乡比较

年份	卫生技术人员			执业(助理)医师			注册护士		
	乡村/城市(%)	城市(人)	农村(人)	乡村/城市(%)	城市(人)	农村(人)	乡村/城市(%)	城市(人)	农村(人)
2000	46.62	5.17	2.41	50.50	2.31	1.17	32.93	1.64	0.54
2003	46.31	4.88	2.26	48.83	2.13	1.04	31.45	1.59	0.50
2005	46.22	5.82	2.69	51.22	2.46	1.26	30.95	2.10	0.65
2007	41.77	6.44	2.69	47.13	2.61	1.23	28.93	2.42	0.70
2009	38.94	7.15	2.94	46.29	2.83	1.31	28.72	2.82	0.81
2010	39.90	7.62	3.04	44.44	2.97	1.32	28.80	3.09	0.89

资料来源:《2011 年中国卫生统计年鉴》。

表 0-4　2010 年全国乡镇卫生院人员学历构成(%)

学历	执业(助理)医师	注册护士	药师(士)	技师(士)	其他技术人员	管理人员
研究生	0.1	0.0	0.0	0.0	0.0	0.0
本科	9.1	1.8	3.0	3.0	3.7	7.3
大专	41.4	30.3	23.3	30.5	24.7	38.0
中专	43.9	63.4	51.9	57.5	49.3	37.1
高中及以下	5.5	4.5	21.8	9.0	22.3	17.6
合计	100	100	100	100	100	100

资料来源:《2011 年中国卫生统计年鉴》。

从贫困地区红安来看,2006 年、2007 年、2008 年和 2011 年红安县全县卫生技术人员分别为 1435 人、1522 人、1632 人和 1840 人。虽然近年来红安卫生技术人员增长有所加快,但仍然不能忽略长期以来红安卫生技术人员数量增长缓慢的事实。但从图 0-3 可以看出,红安每

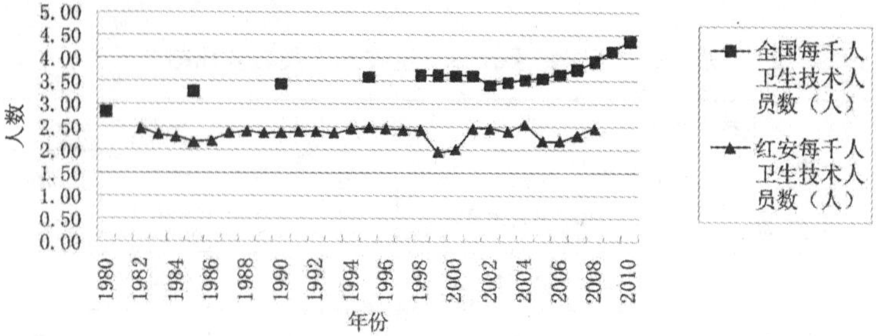

图 0-3　全国与红安县乡两级医院每千人卫生技术人员数量比较

注：根据《中国卫生统计年鉴》和《黄冈统计年鉴》数据整理。

千人所拥有的卫生技术人员数量，只有在 2004 年超过 2.5 人的水平，其他年份都徘徊于 1.96～2.49 人之间，每千人所拥有的卫生技术人员数量历年来都小于全国的平均水平，如 2006—2008 年红安每千人卫生技术人员数量为 2.19 人、2.32 人和 2.48 人，而这一时期全国的水平为 3.66 人、3.76 人和 3.92 人。从卫生技术人员的拥有水平，我们也可以看出贫困地区的医疗技术人员数量长期处于低位水平。

还可以从红安医疗系统人员的职称结构和学历结构了解全县的卫生技术人员质量水平。表 0-5 是全县在编卫生技术人员的职称和学历结构。① 这里以全国医院人员职称和学历作为参照，根据《2010 年中国卫生统计年鉴》中 2009 年全国卫生技术人员按专业技术资格划分的职称情况②，全国卫生技术人员的职称中正高占 1.7%、副高占 6.2%、中

① 除非特别指出，本节所统计的数据不包括村卫生室人员情况。

② 医院人员具体可分为 4 种（不包括行政和后勤人员）：医、药、护、技。医是指医生，它的职称序列为：医士（初级）、医师（初级）、主治医师（中级）、副主任医师（副高）、主任医师（正高）；药指药剂人员，它的职称序列为：药士（初级）、药师（初级）、主管药师（中级）、副主任药师（副高）、主任药师（正高）；护指护士，它的职称序列为：护士（初级）、护师（初级）、主管护师（中级）、副主任护师（副高）、主任护师（正高）；技指技术人员，它的职称序列为：技士（初级）、技师（初级）、主管技师（中级）、副主任技师（副高）、主任技师（正高）。这里师级/助理和士级属于初级职称。

级占25.6%、师级/助理占33.0%、士级占24.8%、不详占8.9%,学历情况为研究生占3.0%、本科占21.3%、大专占36.1%、中专占35.2%、高中及以下占4.4%。虽然存在统计口径的差异,但我们还是可以通过比较看出,红安县卫生技术人员的高级职称比例较低,而中级职称比例较高,职称结构总体上优于全国水平;同时全县本科及以上学历人员比例较低,中专、高中及以下学历的人员比较过高,学历结构总体上劣于全国水平。红安毗邻湖北省会武汉市,而湖北作为全国有名的教育强省,红安县的卫生技术人员的学历水平仍然达不到全国的平均水平,由此问题可见一斑。

表0-5 红安县全县卫生技术人员职称和学历结构

年度	在岗职工(人)	职称结构(%)				学历结构(%)				
		高级	中级	初级	无职称	研究生	本科	大专	中专、高中	初中及以下
2005	1954	6.14	43.71	46.37	3.78	0.00	13.56	30.81	46.01	9.62
2006	1963	6.21	43.71	46.36	3.72	0.00	13.65	30.82	46.11	9.42
2007	1972	6.24	43.61	46.30	3.85	0.00	13.64	30.78	46.15	9.43
2008	1972	6.19	43.25	46.25	4.31	0.00	13.64	31.09	46.04	9.23
2009	2086	5.56	42.53	48.27	3.64	0.10	15.25	33.60	46.02	5.13

数据来源:2010年机构访谈。

以2009年全国医院人员的统计数据为参照与红安县县级医院人员的职称和学历作比较,虽然同样存在统计口径的差异,但我们还是可以通过比较看出,全县县乡两级医院人员的高级职称比例较低,而中级职称比例较高,职称结构总体上优于全国水平;同时红安的本科以上学历、大专学历的人员比例与全国十分类似(表0-6)。由此,还可以推测出,全县卫生技术人员学历水平低于全国水平是由于乡镇卫生院的人员学历低于全国水平所致。

表 0-6　红安县县级医院人员职称和学历结构

年度	在岗职工(人)	职称结构(%)				学历结构(%)				
		高级	中级	初级	无职称	研究生	本科	大专	中专、高中	初中及以下
2005	636	9.28	47.83	36.54	6.35	0.00	25.63	35.06	36.64	2.67
2006	659	11.69	54.17	28.83	5.31	0.00	27.62	36.72	33.38	2.28
2007	708	11.44	50.56	26.98	11.02	0.00	27.97	36.58	33.38	2.07
2008	818	9.78	47.92	26.65	15.65	0.00	31.05	38.88	27.12	2.95
2009	840	9.52	47.50	40.84	2.14	0.24	33.45	36.19	27.02	3.10

数据来源:2010 年机构访谈。

二、研究意义

大病在一个农户家庭里发生,往往使农户的支出增加而收入减少,但大病对农户的影响不仅仅表现为经济负担。这种影响包括农户照料时间的增加,农户成员营养摄入的变化,长短期中农业生产装备的改变,农户其他经营性活动能力的改变,子女健康成长及其人力资本积累的弱化,农户社会关系网络的破坏,等等。这些影响都可以归结为一个因素,即大病对农户可持续生计能力的破坏。因此,研究大病农户的生计脆弱性状况以及大病农户冲击之下的农户就医行为具有明显的现实意义。

30 多年来,“看病难,看病贵”这个问题一直是医改的难点和突出矛盾,当前,农村看病难,看病贵的问题尤为突出。看病难、看病贵是患者本人及其家庭对就医满意度低的主观感受,但这种主观感受来自于就医环境的恶化。“看病贵”就是医疗费用暴涨,医疗卫生费用增长超过了民众收入增长。“看病难”是指医疗卫生服务的可及性低,同时在“看病贵”这一因素的作用下,患者或家庭的支付能力不足以转化为有效需求，在医疗机构面前感觉看病艰难。由于我国医疗卫生服务机构普遍存在“以药养医”的问题，农村医疗服务的公平性则更差。看病贵和看病难这两者之间的关系是相互联系、相互影响的，二者之间可以互相转化。农户看病难、看病贵是怎样产生的？农户看病难、看病贵是怎样的情况？农户看病难、看病贵会导致什么样的影响？这些问题需要进一步的理解。如何解决农民看病难、看病贵的困境？这一问题是对前面几个问题的顺向思考。解决农民看病难、看病贵的思路，是医疗改革的题中之意。但若缺乏对农户看病难、看病贵的全方位思考，则很难导向科学合理的农村医疗改革制度设计。

“因病致贫”、“因病返贫”和“因贫致病”这些词汇频繁出现在日常生活、政策文件，甚至研究性论文中，但对于这些词汇却缺乏明确的定义和一个学理性的解释。疾病是否必然导致贫困？疾病是怎样导致贫困的？贫困是否必然导致疾病？贫困是怎样导致疾病的？“因病致贫、因病返贫”在农村地区被广大农民这样诠释，“救护车一响，一头猪白养”、“脱贫三五年，一病回从前”、“做个阑尾炎，白耕一年田”，这些话都很直白的反映了当前农民面临的就医困境，即“因病致贫，因病返贫”。随着物价指数的上升和“以药养医”现象的严重，以及农村地区“赤脚医生”的慢慢消失，农民用药和医疗负担进一步加大，很多家境良好的农户或者是刚脱贫的农户在大病冲击下再次陷入贫困困境。

面对外部环境的约束，农户只能依据家庭内外拥有或可以使用的生计资本，追求有限的治疗目标，作出合理的治疗决策。从农户的角度看，大病农户是如何看待疾病的？大病冲击对农户生计的影响是怎样的？大病农户是如何利用户内外资源应对疾病的？大病农户是怎样治疗疾病的？什么因素影响农户的就医行为？这一连串问题的实质是理解大病农户的生计脆弱性与就医行为，而这需要有一个系统性的理解。进一步，研究农户的就医行为及其内外部资源约束条件，有助于深入理解当前我国农村地区“看病难,看病贵”的困境,为我国农村医疗制度改革提供农户角度的微观证据。

决定求医行为的主要经济单位是农户,农户是第一重要的社会群体,是社会价值观的发源地,有关疾病的知识和家庭权威,是个体就医取向的关键干预变量(Geertsen 等,1975)。研究农户的治疗目标与就医行为选择及其内外部资源约束条件,有助于深入理解当前我国农村地区“看病难,看病贵”的困境,为我国农村医疗制度改革提供农户角度的微观证据。

大病农户是如何看待疾病的？大病农户是怎样治疗疾病的？大病冲击对农户生计的影响是怎样的？什么因素影响农户的就医行为？大病农户是如何利用户内外资源应对疾病冲击的？这一连串问题的实质是理解大病农户的就医行为与生计决策,而这需要一个系统性的理解。目前关于大病农户就医行为的理论比较缺乏,因此也使我们的研究具有理论意义。

第二节　研究目标与研究问题

一、研究目标

笔者认为,不仅需要从医疗供给角度,而且需要从大病农户需求角度考虑医疗服务和医疗保障问题,需求角度思考的前提就是深入理解大病农户的就医行为。大病农户就医行为是农村医疗卫生制度发生、发展和变化的根本动因,只有深入理解农户就医行为,才能为当前构建农村医疗服务体系提供科学的思路。

研究农户的大病情况和就医行为,能够更为全面的理解农户这个生产生活决策单位的行为决策,因为农户的就医行为,不仅仅追求病患个体的治疗效果,而且追求整个家庭的生计恢复和发展能力。

从农户行为决策理论出发研究大病农户的就医行为,需要一个总体分析框架,而目前关于大病农户就医行为的理论比较缺乏,因此本书的首要研究目标是构建一个行之有效的大病农户就医行为分析框架。

具体的研究目标还包括分析大病冲击对农户生计多目标影响,估算大病冲击对农户造成的灾难性影响,测量大病农户的就医行为影响因素,考察大病冲击下的户内外资源支持情况。

二、研究问题

由疾病引起的就医行为研究,主要包括人类学角度、社会学角度和经济学角度。人类学角度的就医行为研究强调人类发展中的文化体系,并往往运用整体性观点和系统性方法进行分析;社会学角度的就医行为研究则主要考虑社会阶层差别、角色地位、社会职业等对人们健康的影响与疾病的行为;经济学角度的就医行为研究主要是从供给和需求角度,研究信息、技术效益、医疗体制和医疗政策等,但往往缺乏以家庭为单位的疾病行为进行深入的经济学剖析。

从可持续生计角度看待大病农户的行为决策,能够避免对大病农户行为的简单化认识,深入了解大病农户的生计脆弱性。以往对农户的研究,更多只是关注他们的收入和就业,而可持续生计的理念更为综合和以人为本,因此从这个角度看待农户的就医行为和生计结果,可以为我们提供一个更为合理的解释。疾病在一个家庭的发生往往使家庭的支出增加而收入减少,但疾病对家庭的影响不仅仅表现为经济负担。这种影响包括家庭劳动时间的增加,家庭成员营养摄入情况,长短期中农业生产装备的改变,家庭中其他经营性活动能力的改变,子女的健康成长及其人力资本积累,社会关系网络是否受到破坏,等等。而这些影响都可以归结为一个因素,即对农户生计能力的影响。疾病与贫困的存在相互作用,疾病必然对农户生计产生影响,但却不必然导致贫困,贫困可能会对疾病的发生和恶化产生影响，因此不同经济状况的农户对疾病的影响机制也是我们研究的重点。

当正式医疗保障制度缺失时，分析大病农户的户内外社会资源支持，有利于更为深入地了解农村社会转型阶段，户内的疾病应对策略，以及民间社会资本是如何生长和演化的。在大病冲击下，农户的医疗和生计恢复依赖于各种资本的有机投入，而筹资方面的约束直接影响到农户的健康恢复与生计发展问题。研究农户在大病冲击下的筹资约束，有助于深入理解农户在疾病冲击下的脆弱性，并有助于提高对农户可持续生计建设的认识。研究影响就医行为的个体人口学特征因素、病例疾病特征因素、病例社会特征因素、家庭支持特征因素和治疗决策特征因素等各种因素，有助于理解大病农户的就医逻辑。对大病农户就医行为研究的目的，在于对医疗制度提出一些政策性思考。

第三节　概念界定和数据来源

一、概念界定

（一）大病

大病也称重大疾病，大病是一个广泛使用而定义不太规范的名词，从医学角度看，大病是指医治花费巨大且在较长一段时间内严重影响患者及其家庭的正常工作和生活的疾病，一般包括：恶性肿瘤、严重心脑血管疾病、需要进行重大器官移植的手术、有可能造成终身残疾的伤病、晚期慢性病、深度昏迷、永久性瘫痪、严重脑损伤、严重帕金森病和严重精神病等。从医疗保障看，大病范围在不同时期不同领域存在不同的认定，如新农合重大疾病医疗保障的大病目前已经包括20种①，中国保险行业协会与中国医师协会共同制定的《重大疾病保险的疾病定义使用规范》所指的大病则包括25种②。新农合制度的大病统筹特点本身也蕴含着对大病的保障，而是否大病的界定主要体现在起付线的设置上，不过各地的起付线是不统一的，从几百元到几千元不等。

随着生物医学向生理、心理和社会三位一体的医学模式转变，对健康与疾病的理解，已经不局限于生物角度，而是将健康与疾病看作是自然属性、社会属性和心理属性的统一体。健康是人生理、心理和社会的良好状态，疾病则是这种良好状态的偏离。由健康与疾病概念理解的相互性，健康与疾病这两种状态是相对的，它们中间是还存在着连续分布的其他状态。患病是人的身心所经历的一种并不想经历的状态（Hahn，1995）。英文中的sickness，disease和illness都可以表示患病，但三者存在细微差别，disease侧重生理状况偏离正常指标的客观状

① 卫生部部长陈竺透露，要确保在2013年2月底前全面巩固提高儿童白血病、先天性心脏病医疗保障水平工作；全面推开终末期肾病、妇女乳腺癌、宫颈癌、重性精神病、艾滋病机会性感染、耐多药肺结核6个病种的医疗保障工作；全面开展肺癌、食道癌、胃癌、结肠癌、直肠癌、慢性粒细胞白血病、急性心肌梗死、脑梗死、血友病、I型糖尿病、甲亢、唇腭裂12个病种的医疗保障试点工作。http://society.people.com.cn/n/2012/1122/c1008－19667314.html

② 25种大病具体包括恶性肿瘤、急性心肌梗死、脑卒中后遗症、重大器官移植术或造血干细胞移植术、冠状动脉搭桥术（或称冠状动脉旁路移植术）、终末期肾病（或称慢性肾衰竭尿毒症期）、多个肢体缺失、急性或亚急性重症肝炎、良性脑肿瘤、慢性肝功能衰竭失代偿期、脑炎后遗症或脑膜炎后遗症、深度昏迷、双耳失聪、双目失明、瘫痪、心脏瓣膜手术、严重阿尔茨海默病、严重脑损伤、严重帕金森病、严重Ⅲ度烧伤、严重原发性肺动脉高压、严重运动神经元病、语言能力丧失、重型再生障碍性贫血、主动脉手术。《重大疾病保险的疾病定义使用规范》规定，保险公司将产品定名为重大疾病保险，且保险期间主要为成年人（18周岁以上）阶段的，该产品保障的疾病范围应当包括本规范内的恶性肿瘤、急性心肌梗死、脑卒中后遗症、冠状动脉搭桥术（或称冠状动脉旁路移植术）、重大器官移植术或造血干细胞移植术、终末期肾病（或称慢性肾衰竭尿毒症期）；除此六种疾病外，对于该规范疾病范围以内的其他疾病种类，保险公司可以选择使用。http://insurance.jrj.com.cn/2007/04/000000123594.shtml

态，illness 强调自身感觉到不舒服，感觉到偏离正常状态，侧重于主观感受，sickness 指处于生病状态，相对比较中性。从词义学上进行区分，本书的研究对象更倾向于采取 illness 的含义。

（二）大病农户

与大病密切相关的另一个概念是大病农户。患有大病的病患所在的农户家庭，即为大病农户。理论上本研究将农户划分为大病农户与非大病农户①，根据调查实际，在收集基础数据时，农户家庭成员存在以下任一种疾病情况即归于家庭成员患大病的类型：需要住院治疗且医疗费用较多的疾病，通常是急性病；基于自身经济状况认为已经花费大量资金治疗的疾病（包括因病丧失劳动能力和常年慢性病等）；虽然基于经济能力医疗支出不多，但自身判断认为病得很严重，影响正常劳动和耽误工作较长时间的疾病。在具体的选择研究样本时，本研究中特别定义了“大病农户”：依据对前人文献的分析和本研究的研究目标，是指以下三种情况之一：①农户家庭劳动力人均（劳均）住院费用超过 1000 元；②农户家庭劳均住院费用小于 1000 元，但是劳均门诊费用超过 1000 元；③劳均住院及门诊费用均未达 1000 元，但家庭成员因病误工超过 3 个月（90 天）的农户。这种大病农户定义的方法，避免将没钱就医或因慢性病而当年花费较少的农户排除在外。由此也可以看出，本书所指的大病农户是一个较为宽泛的概念，更多地考虑了大病的经济含义。另外，本书在使用病患这一概念时往往指的是作为个体的

① 医学上主要根据疾病的病因、解剖部位、临床表现和病理等特征对疾病进行分类，如世界卫生组织目前将疾病分为 17 大类和 2 个补充分类，在大类和补充分类下面还按病因、解剖部位等分为若干小类。但从社会科学研究角度看，将这一分类应用于农户社会经济研究既不可行也无必要。首先，通过调查人员和农户的访谈往往无法确认农户家庭成员患病类型，疾病的确诊需要有专业的医学知识背景和相应的医疗检测设备，在社会调查尤其是大样本农户调查中按医学分类十分困难；其次，不同的家庭成员或同一家庭成员可能同时患多种疾病，疾病之间又可能相互影响，很难界定病因。因此，直接根据农户患病的社会经济影响程度对疾病类型进行划分，是一个较为稳妥的方法。

患病农民，当使用大病农户这一概念时则指的是作为独立决策单位的农户家庭。

(三)就医行为

就医行为(health seeking behavior)，也称医疗行为、治疗行为，指个体患病之后，所采取的消除或减缓疾病对健康损害的行为决策，就医行为的决策主体不仅是病患个人，还包括农户家庭其他成员。大病农户就医行为是指农户在大病冲击下，针对病患所进行的资金筹集、治疗方式、疾病照料，以及由此衍生出来的生产生活等一连串决策和行为的调整。在大病冲击下，农户应对措施由一连串的决策事件组成，既包括对病患的治疗和照料决策，也包括户内生产和生活随劳动力结构改变而改变的决策，农户采取的这一连串应对措施，都属于就医行为的范畴。大病农户的就医行为一般可分为整体就医决策行为和局部就医决策行为，整体就医决策行为是农户从家庭的可持续生计发展角度作出的就医行为，局部就医决策行为指的是仅仅根据病情严重性程度所作出的就医行为，主要包括就医方式和就医地点的选择决策。

大病冲击之下，农户生产活动行为包括劳动时间配置和收入渠道转变，生活方式行为包括衣食住行消费结构和数量的变化以及对病患的照料，户外交往行为包括户外社会关系的改变、医疗筹资行为等(图0-4)。以往对就医行为这一概念的理解，仅限于病患个体对自身身体状况的反应，而本书将就医行为置于户的视角之下，强调农户在考虑社会、经济因素之后所作出的行为决策。本书的就医行为研究，不仅指个体因患病而引起的各种行为决策，更包括作为基本决策单位的农户的行为决策。

与就医行为相关的概念是 illness behavior，国内一般翻译为患病行为。Kasl 和 Cobb(1966)认为患病行为是指当一个人感到生病时，为了确认疾病存在和寻求减轻疾病痛苦而主动采取的行动。Mechanic(1995)描述了患病行为的一系列行为，他认为患病行为包括个体通过

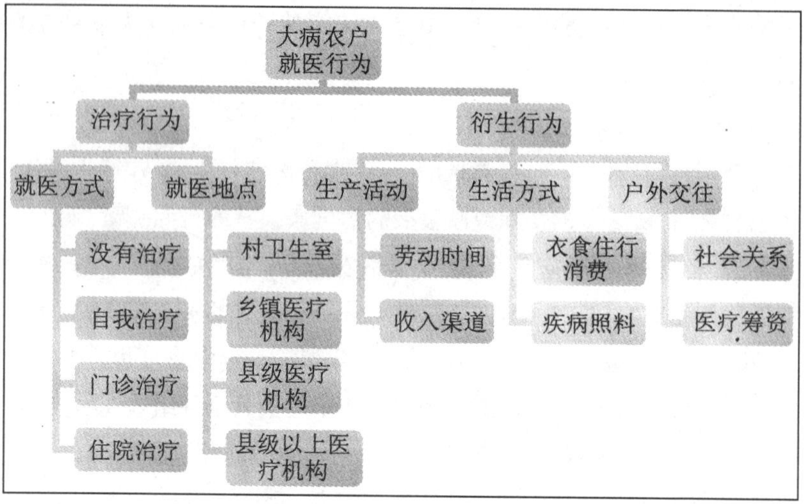

图 0-4　大病农户就医行为涵盖的内容

各种方式对身体症状作出反应,对身体状况变化进行监测,确定和解释身体所出现的症状,寻求疾病的病因,采取治疗措施,利用各种正式和非正式的医疗保健资源等。患病行为强调的是个体在身体感觉不适或出现某种症状时,个体和家庭采取寻求医疗帮助的行动,是一种复杂的经济、社会、心理行为。因此可以看出,患病行为与就医行为这两个概念本质上是相通的。本书在论述时,统一使用就医行为这一概念。

二、数据来源

本书分析所使用的数据,主要来自欧盟第六轮框架计划资助的研究项目"保护农村贫困人口免受主要疾病的经济影响:亚洲转型国家的挑战(简称 POVILL)"。该项目于 2007 年进行了较大规模的农户调查。虽然该组数据来自于几年前,但是该调查数据从研究设计到数据的结构和变量选择等都得到了国内外知名专家的指导并亲自参与研究设计,因此非常具有研究价值,而且本书主要是着重于农户疾病和医疗就医行为研究和刻画,该调查数据仍然是有重要价值的。为进一步研究医疗供给问题,本研究还利用了相关机构访谈数据以及统计年鉴数据。

（一）农户结构性问卷快速调查数据

快速调查数据是 POVILL 项目农户调查的第一阶段数据。这一阶段的调查包括湖北和四川的 4 个县,本书所用的数据为该研究项目 2007 年在湖北省红安县的农户调查数据。该研究项目基于分层(乡镇和村)随机抽样(农户)原则,在红安县选取永佳河镇、华家河镇和杏花乡 3 个乡镇,在每个乡镇选取 10 个村,在每个村随机调查 100 个左右农户,总共获得了 3043 个农户数据,其中有 1915 个农户确定为大病农户。由于每个县农户调查问卷的变量指标有所差异,为了分析的需要,本书在大病农户筹资能力的章节中还使用了四川富顺县童寺镇一个镇的数据作为替代。快速调查数据主要用于第三章、第四章、第五章、第六章的分析。

（二）农户开放性深度访谈数据

该数据是 POVILL 项目农户调查的第二阶段数据,它以红安县农户快速调查问卷中的 1915 个大病农户数据为基础,将快速调查数据中的大病农户按照既定标准分为 3 类①,根据随机等距抽样原则分别从每一类别的农户中抽取 50 个农户进行深度访谈,最终形成一个包含 150 个农户样本的深度访谈数据。该部分数据主要用于第二章、第六章的分析。

① 大病农户分为 3 个类型:第一类农户,劳均住院费用大于等于 1000 元(考察急性病为主的大病);第二类农户,劳均住院费用小于 1000 元,劳均门诊费用大于等于 1000 元(考察以慢性病为主的大病);第三类农户,劳均住院和门诊费用均小于 1000 元,但是因病误工超过三个月(主要考察因没有经济能力而未就医的大病)。其中,劳均住院费用为农户住院总费用除以农户劳动力数;劳均门诊费用为农户门诊总费用除以农户劳动力数。

(三)机构访谈数据

该部分数据来源于2010年对红安县卫生局、县级医院、县疾控中心、县财政局、县新农合办公室的机构访谈,以获取以往的有关数据。这部分数据主要用于导论部分和第六章的分析。

(四)相关统计年鉴和统计公报

为获得宏观和中观层面数据,分析中还使用了历年的《中国卫生统计年鉴》《黄冈统计年鉴》[①]《红安县国民经济和社会发展统计公报》以及政府相关网站的网络资源。该部分数据主要用于导论部分和第六章的分析。

第四节 研究内容与创新点

一、研究内容

根据研究内容的需要,本书综合采用了定性分析与定量分析相结合、理论分析与实证分析相结合、统计检验与数学建模相结合的方法。具体运用的分析方法包括:①扎根理论分析方法,构建大病农户就医行为的理论模型;②案例分析方法,分析大病农户的社会资本状况和作用;③Heckman 两阶段模型,分析大病农户各种治疗措施发生概率和支出水平的影响因素;④多元 logistic 模型,分析大病农户就医的医疗机构选择影响因素;⑤最优尺度回归模型,分析有无大病对农户筹资能力的影响。此外,本书还大量使用列联表分析、多样本两两比较等多种统计分析技术。

本书共包含8个部分内容。第一部分为导论,它是全书研究的起

① 红安县行政上隶属于黄冈市,由于红安县级没有单独的统计年鉴,因此本书使用《黄冈统计年鉴》中关于红安县的数据。

点，具体交代了本书研究的选题背景、研究意义、概念界定、数据来源、研究内容、可能的创新。第八部分是本书的研究结论和政策建议部分。第二部分至第七部分是本书的正文部分，包括六章内容，其中第一章为理论基础与研究动态的回顾，并由此提出了本书的研究框架设计思路，第二章为基于扎根理论的大病农户就医行为分析框架，第三章为大病冲击下的农户生计决策及生计目标分析，第四章为大病冲击下的农户灾难性生计负担分析，第五章为大病冲击下的就医行为及其影响因素分析，第六章为大病冲击下的户内外资源支持分析。具体研究内容如下：

第一章，理论基础与研究动态。通过文献研究的方法，对本书的理论基础和研究动态作了深入的回顾和梳理后发现，现有的文献没有对大病农户的就医行为作出系统性的研究，由此提出采用扎根理论方法构建理论模型的框架思路。

第二章，基于扎根理论的大病农户就医行为理论模型。首先，说明了扎根理论研究方法和该部分的数据情况。其次，通过开放式编码、主轴编码和选择性编码对访谈笔记的范畴进行提炼，并建构了大病农户就医行为理论模型。最后，对理论模型进行阐释和比较分析。该章为后面几章的分析提供了一个总体分析框架。

第三章，大病冲击下的农户生计决策及生计目标分析。首先，从可持续生计目标的决策系统和多目标决策的决策系统角度，分析大病农户的就医行为决策系统。其次，从有无大病的农户居住条件、大病发生前后的住房消费，对住房改善目标与健康目标这一相互竞争的生计目标进行实证考察。

第四章，大病冲击下的农户灾难性生计负担分析。首先，从大病对农户生计的破坏，以及大病农户脆弱性和灾难性关系的角度，对大病农户生计脆弱性进行理论分析。其次，从住院支出状况、门诊支出状况、自我治疗支出状况、不同就医方式的医疗支出状况、不同经济状况农户的医疗支出状况、不同经济状况医疗支出指数、不同经济状况农户的灾难性医疗支出等方面对大病引致的灾难性医疗支出状况进行分析。接着，从三个维度的劳动力损耗状况、三个维度劳动力损耗的差异性、不同经济状况农户的劳动力损耗状况、灾难性劳动力损耗状况、不同经济状况农户的灾难性劳动力损耗状况等方面对大病引致的灾难性医疗支出状况进行分析。最后，对大病农户的灾难性医疗支出和灾难性劳动力损耗情况进行交叉分析。

第五章，大病冲击下的农户就医行为影响因素实证分析。首先，从就诊与否的选择情况、治疗措施的选择情况、就诊机构级别的选择情况、治疗行为转变的决策情况四个方面，对大病农户的病例就医行为进行总体分析。其次，利用 Heckman 模型对各种治疗措施发生概率和支出水平的影响因素进行分析。最后，利用多元 Logistic 模型对就诊机构级别选择的影响因素进行分析。

第六章，大病冲击下的户内外资源支持分析。首先，分析了大病冲击、经济状况与资源支持的理论关联。其次，分析了大病农户的户内外筹资能力，并同时进一步分析了大病农户的户内缓冲能力，大病农户的户外正式社会支持。第三，从农户层面社会资本与经济支持渠道、县域层面社会资本与经济支持角度，重点分析了大病农户社会资本与非正式社会支持的关系。最后，进行了大病农户社会资本的案例分析，并认为大病冲击是观察农户社会资本的有效方法、大病农户社会资本普遍较低、大病农户社会资本是一种信用额度、大病农户社会资本具有专用性。

二、创新之处

从 20 世纪 50 年代开始，国外健康经济的研究文献逐渐增多，截至目前已经形成比较成熟的健康经济学学科体系。而国内目前从事健康经济研究的学者多数来自医疗卫生系统的医务人员，还需要补充经济学和社会学的专业基础。本书的研究在一定程度上有助于促进我国健康经济理论的发展，为国内健康经济理论和本土的经验分析做出一些边际贡献。相比现有的相关研究文献，本书可能的创新之处：

(1)拓展了就医行为的理论内涵。以往的就医行为研究基本上都是从病患个体角度进行分析，而本书以农户为单位，并使用扎根理论发展出一个一般性的大病农户就医行为分析框架。这个分析框架有助于深入理解大病农户的就医行为。

(2)拓展了健康研究的对象。以往的健康经济研究较忽视大病和小病的区别，造成就医行为研究的结论可信性不高。本书明确以大病作为研究对象，利用大量数据深入研究大病农户的就医行为。

(3)体现了多学科交融的研究特点。本书综合运用了健康经济学理论、农户决策理论、可持续生计理论、生计脆弱性理论、社会资本理论等相关理论的内容，体现了多学科交叉融合的特点。实证研究中，这种多学科的交融有助于提高研究的理论丰富性。

(4)就医行为与制度安排研究紧密结合。本书并非为研究大病农户行为而研究大病农户行为。大病农户研究的目的在于通过大病农户就医行为的理解，探寻相关的制度安排。将大病农户就医行为与当前农村医疗卫生制度改革紧密结合的研究思路，使本书具有较高的实践价值。

第一章　理论基础与研究动态

第一节　相关理论基础

与大病农户就医行为较密切相关的理论包括农户行为决策理论[①]、社会资本理论、可持续生计理论。这里对这三个核心理论作简要的阐述。

一、农户行为决策理论

（一）标准农户模型

Bardhan 和 Udry（1999）在市场完善的条件下，给出了一个标准的农户模型。假设农户有两个成员，每个成员均从各自的消费 (c_1, c_2) 和闲暇 (l_1, l_2) 中获得效用。设 p 是产品价格，(w_1, w_2) 是农户成员劳动力价格，w_3 是雇佣劳动力价格。[②] 该农户在自己的农场用凹形生产函数为 $F(L,A)$ 来生产农业产品，其中，L 是耕种所用劳动力，A 是耕

---

① 农户行为决策理论部分的内容阐述来自本人和导师合著的《基于农户理论的农户类型划分方法及其应用》，《中国农村经济》，2013 年第 4 期。

② 在这一模型中劳务输出和雇佣劳动可能同时存在，此处假设劳动力存在异质性，不同个体的劳动不能完全相互替代，单位劳动量的工资率也不能简单通过劳动量的折算获得。本书的这一假设与 Bardhan 和 Udry（1999）的阐述有所差异。

地面积。同时,设 E^A 为农户的土地禀赋,E_i^L 是第 i 个成员的时间禀赋,r 为单位土地的租赁价格。农户所面临的效用最大化问题可表示为:

$$\max U(c_1,c_2,l_1,l_2) \tag{1}$$

约束条件为:

$$p(c_1+c_2)+w_3L^h+rA^h \leqslant F(L,A)+w_1L_1^m+w_2L_2^m+rA^m \tag{2}$$

$$L=L_1^f+L_2^f+L^h \tag{3}$$

$$A=A^f+A^h \tag{4}$$

$$E^A=A^f+A^m \tag{5}$$

$$E_1^L=L_1^f+L_1^m+l_1 \tag{6}$$

$$E_2^L=L_2^f+L_2^m+l_2 \tag{7}$$

$$c_i,l_i,L_i^f,L_i^m,A^f,A^m \geqslant 0, i\in\{1,2\} \tag{8}$$

在上述各式中,(1)式表示农户的效用最大化决策,农户总效用取决于每个家庭成员的消费和闲暇;(2)式表示农户所面临的预算约束,消费支出[$p(c_1+c_2)$]、雇佣劳动支出(w_3L^h)和租入土地支出(rA^h)三项费用总和不超过农业收入[$F(L,A)$]、劳务输出收入($w_1L_1^m+w_2L_2^m$)和租出土地收入(rA^m)三项收入总和;(3)式表示农场所用劳动力 L 等于农户自有劳动($L_1^f+L_2^f$)与雇佣劳动(L^h)之和;(4)式表示农场所用土地(A)等于自有自用土地(A^f)与租入土地(A^h)之和;(5)式表示农户的土地禀赋(E^A)等于自有自用土地(A^f)与租出土地(A^m)之和;(6)式和(7)式表示农户每一个成员的时间禀赋等于自有农场农业劳动、劳务输出与闲暇之和。

将(3)式~(7)式代入(2)式,可得:

$$p(c_1+c_2)+w_1l_1+w_2l_2 \leqslant [F(L,A)-w_1L_1^f-w_2L_2^f-w_3L^h-rA]+(w_1E_1^L+w_2E_2^L)+rE^A \tag{9}$$

(9)式表示农户的消费支出不能超出其农业生产利润与家庭禀赋价值之和。为方便分析,可将(9)式改写为:

$$p(c_1+c_2)+w_1l_1+w_2l_2 \leqslant \pi+(w_1E_1^L+w_2E_2^L)+rE^A \tag{10}$$

$$\pi=F(L,A)-w_1L_1^f-w_2L_2^f-w_3L^h-rA \tag{11}$$

只要农户效用函数有局部非饱和的特点，则（10）式在农户效用最大化的最优解中须取等式，并且农户效用函数的最大值随 π 的增加而增加。因此，农户的效用最大化决策可以分为两个阶段。

在第一阶段，农户进行利润最大化的生产决策，即：

$$\pi^*(L,A)=\max F(L,A)-w_1L_1^f-w_2L_2^f-w_3L^h-rA \tag{12}$$

根据（12）式，农户将选择一定量的劳动力和土地来最大化其农业生产利润，这种决策与其家庭禀赋和偏好无关。

在第二阶段，根据农业生产利润和家庭禀赋价值之和所决定的预算约束及自身偏好，农户选择消费和闲暇组合来实现其效用最大化目标。这就是市场完善条件下农户生产决策和消费决策的“可分性”特征。但是，当市场存在多重不完全性的时候，农户生产决策和消费决策便会交织在一起，可分性特征便不复存在。不过，上述标准农户模型仍可以作为此种情况下农户决策行为分析的参照。

（二）其他农户行为理论与标准农户模型的关系

（1）利润最大化理论。按照舒尔茨（Schultz，1964）的理论，农户在自己的农场上以获取利润最大化为目标进行生产，就像任何资本主义企业家一样，其生产要素配置行为也符合帕累托最优原则，小农经济是“贫穷而有效率”的。因为面临完全竞争的市场，农户的生产决策和消费决策满足可分性特征，这是舒尔茨理性小农理论的核心。因为假设存在完全竞争的市场环境，利润最大化理论尤其是舒尔茨的“贫穷而有效率”观点受到了大量批评，但该理论开创了农户行为研究的“理性”视角。可以看出，舒尔茨的理性小农理论与标准农户模型是一致的。

（2）风险规避理论。风险规避理论假定，农户是追求期望目标最优化的经济单元，但它考虑到了风险和不确定因素。Lipton（1968）认为,舒尔茨所阐述的“贫穷而有效率”的观点是极端的和错误的,其主要原因在于,在不确定因素下农户按边际均衡原则生产是不可能的,即使不确定性可以转化为可计算的风险,农户按边际均衡原则生产也不是最优的。农户的经济行为实际上遵循生存法则,他们所表现出的一些表面上看似不合理的行为实质上是出于避免灾难的理性考虑。风险规避理论与利润最大化理论的区别,在于对农户家庭效率目标假设的差异。风险规避理论把小农视为趋利避害的理性行动者,强调小农规避风险,所追求的目标是实现风险最小化,而理性小农追求的目标是实现利润最大化。风险规避理论与标准农户模型相比,风险规避的农户在生产中并非追求如同(12)式一样的利润最大化,其生产决策受到效用函数(1)式的影响,从而表现出消费决策和生产决策不可分离的特征。

(3)劳役规避理论。恰亚诺夫劳役规避理论的核心是劳动—消费均衡分析(Ellis,1993),他将家庭农场看作农户经济活动的基本单位,农户生产和消费的均衡条件是其消费的边际效用等于休闲的边际效用,农户对某项活动的劳动时间投入,直到他评价的边际负效用等于所获得商品的边际正效用时停止。家庭农场的经济状况受家庭人口中劳动者人数与消费者人数比例的影响,并随该比例变化而周期性地变动。家庭农场只是用所消耗劳动的实物单位来表示其劳动耗费,其劳动产出由家庭农场在对劳动辛苦程度做出主观评价后认定。与标准农户模型相比,劳役规避理论中不存在劳动力市场,这一假设使各农户的劳动平均产品和边际产品不相等,人口变动成为农户经济绩效的主要解释工具。当不存在土地市场,而且劳动力市场缺失,农户又存在剩余劳动力时,这些剩余的劳动力只能配置于土地面积固定的农业生产中,从而导致土地边际产出和劳动边际产出连续下降,即存在黄宗智(1986)所说的农业“内卷化”问题。由于剩余劳动力的机会成本为0,(12)式的最优解就是农户将所有劳动力投入农业生产中,但受规避劳役偏好的影响，农户并不会将所有的剩余时间用于劳作，对闲暇的消费影响了农户的生产决策，也即(1)式与(12)式是不可分的。

(4)部分参与市场的农户理论和分成制理论。除以上3个基本农户理论外，较为流行的还有部分参与市场的农户理论和分成制理论。从市场完全性假设的角度看，劳役规避理论和利润最大化理论处于两个极端，部分参与市场的农户理论则沿着前两种理论的思路，研究土地市场和劳动力市场假设条件改变情况下的农户行为。若不存在土地市场，但存在劳动力市场，此时，E^A 可表示为 A，r 则为0；若不存在劳动力市场，但存在土地市场，此时，L_1^m、L_2^m、L^h 均为0。在此两种情况之下，农户的决策仍然可以分为两个阶段：首先是实现利润最大化，其次是实现家庭效用最大化。劳动力市场存在与否，对农户模型的性质非常重要。无论对农户的消费和生产做出怎样的限定，只要劳动力市场不存在，农户的产量和劳动投入对农产品价格与投入要素成本变化的反应就是负的或不确定的(Barnum & Squire,1979)。只要劳动力市场存在，农户的生产决策就独立于消费决策，农户对农产品价格变化的反应就是可以预见的。分成制是一种特殊的契约，它在实践中非常复杂，最简单的分成制也包括土地和劳动力两种要素的交易，但最常见的分成制契约的交易形式远远超出土地和劳动力。马歇尔的佃农模型和张五常的地主模型在分析分成制时，都假设了竞争性劳动力市场的存在。分成制农户理论不止于对风险的讨论，而且将信息要素纳入农户与地主的契约关系中。与标准农户模型相比，分成制农户理论对土地产权和地租进行了更为深入的讨论，而不像标准农户模型中对土地赋予明确的产权，且假设地租具有无差异的市场价格。

(三)各种农户理论的差异性和统一性

早期的农户行为研究主要遵循劳役规避理论和利润最大化理论，其后的理论则以这两种理论为基础，对某些假设条件进行修改，从而形成新的理论。实际上，农户理论的每一流派并非静止不变的，而是在研究者的后续研究中不断向前推进。全面理解每一流派的最新进展是困难的，但把握每一流派的基本理论和主张，有助于认识各种农户理论的差异性与统一性。对于形式多样、论述各异的各种农户模型，Taylor 和 Adelman（2003）认为，不管是追求利润最大化，还是规避风险、规避劳役，农户的目标都是在一系列约束条件下，通过消费自己生产或市场购买的物品以及闲暇，来获得预期效用贴现的最大化。这一观点为理解农户行为决策目标的本质一致性提供了理论支撑。Lipton（1968）的经典论文则直接将农户决策理论称为“追求最优化的农户理论”。总而言之，认为农户追求最优化决策，已成为多种农户理论的一个共同点。

二、社会资本理论

社会资本理论是一种在经济学和社会学领域中都相互交叉使用的理论。社会资本这一概念始于 20 世纪 70 年代后期，由经济学家 Loury 首次提出（1977）。随着社会学家 Bourdieu（1980）发表题为“社会资本随笔”的短文，社会资本问题迅速成为经济学和社会学研究中的热门话题。Bourdieu 认为，社会资本是真实或虚拟资源的总和，是“实际或潜在的各种资源的集合，这些资源与相互承认的具有持久性的网络关系有关，而且这些网络关系从某种程度上讲是制度化的”。对于个人和团体来说，由于拥有的持久网络在某种程度上是被制度化了的相互认可的关系，因而社会资本是自然积累而成的。Coleman（1988）认为“社会资本是个人所拥有的以社会结构资源为特征的资本。社会资本存在于人与人之间，由社会结构的各个构成要件组成，社会资本的形成依赖于人与人之间的关系结构，并根据其行动方式而发生变化”。Coleman（1990）同时认为社会资本同其他许多资本具有两个共同特征，一是它们都属于社会结构中的某些方面，二是它们都对行为者的某些特定行为有所帮助。Burt（1992）提出，社会资本是拥有人通过朋友、同事和更普遍的社会联系，可以得到使用资本的机会；企业内部和企业间存在的社会资本,是竞争成功的最后决定因素。Putnam(1994)认为,社会资本是社会组织的某种特征,如信任、规范和网络都属于社会资本,社会资本能够提高行动的协调性,从而提高社会效率。Portes(1995)认为社会资本是一种动员社会稀缺资源的能力,它存在于某种社会网络或广泛的社会关系结构中。Ostrom(2000)把家庭结构、共享规范、先例习俗、规则体系等看作是社会资本的形式,并提出社会资本与物质资本不同的地方:社会资本用进废退;社会资本不容易观察和测量;社会资本很难通过外部干预构建;国家和地区层面政策制度对个体追求长期发展所需要的社会资本水平和类型存在强烈影响。Singh 和 Gilman(2000)持有与 Coleman(1990)相似的观点,认为社会资本具有多种形式,不同形式的社会资本具有两个共同的特征:社会资本由构成社会结构的各种要素组成;社会资本为处于这些社会结构中的个体提供便利。此外,社会资本同其他资本一样还具有生产性特征,个体能否顺利实现特定目标依赖于某种社会资本的拥有情况。社会资本是存在于社会网络和社会组织中的能够为拥有它的主体带来收益的一种能力,这种能力是一种潜在性的,对外体现为一种社会关系。在国内,张其仔(1999)将社会资本与社会网络画上了等号;李惠斌和杨雪冬(2000)认为社会资本是处于共同体之中的个人或组织,通过与内外部长期交往、合作互利而形成的一系列认同关系,以及在这些关系背后积淀下来的历史传统、价值观念、信仰和行为范式。有的学者则将农户社会资本界定为农村社会组织特征的集合,包括社会交往、互惠、规则、信任以及规范 4 个方面(张建杰,2008)。

社会资本的测量是社会资本研究中一个重要的主题。为理解社会资本的强弱程度和不同特征,需要将社会资本这种无形的资本定量化为可测量的指标。对社会资本的测量可以分为微观层次、中观层次和宏观层次。微观层次社会资本测量方法主要存在定名法和定位法。定名法是让受访者提出网络成员,并回答网络成员情况以测量社会资本的方法，但定名法往往存在网络边界不易确定，更多反映强联系，忽略弱关系的缺陷（Campbell & Lee，1991）。同时，由于对社会资本概念有着不同的理解和侧重，由此造成社会资本的测量方面也存在较大的分歧。针对这些问题，林南等人提出以定位法（Position Generator）来测量个体社会资本（Lin & Dumin，1986）。定位法要求受访者回答定位表中其社会网络成员中是否有特定的职业或单位类型特征，然后对所有被选择的单位类型及职业类型进行加总得分计算，最后用这些得分来估算个人社会网络中所嵌入的资源情况（张文宏，2007），定位法得到学术界的广泛认可（尉建文、赵延东，2011）。

在实际测量研究中，边燕杰（2004）利用春节拜年交往事件对国内5个城市作了问卷调查，采用社会学中的定位法，运用社会网络规模、网顶、网差和网络构成四个指标对个人层面社会资本进行测量分析。在此基础上，利用线性回归方程评价各种社会资本对个人收入和家庭收入的影响。张文宏（2005）在对城市居民社会网络资本的阶层差异分析中，以网络规模、关系种类、陌生成员规模、网络成员异质性等构建社会网络的结构指标。林聚任等（2005）从社会风气观、公共参与、处事之道、信任安全感和关系网络5个维度，调查了山东省农村的社会资本状况。赵延东（2006）在边燕杰的研究基础上，以重要节日交往网络测量中国城乡居民的核心家庭网络情况，这些重要节日包括春节、少数民族节日、中秋节等，主要关注网络的规模和密度。王卫东（2006）针对中国城市居民的讨论网和拜年网，建立了以网络规模、密度、网顶、网差、职业类型和单位类型的多样性为指标的社会网络资本的测量模型。由于城市与农村存在社会资本特征的差异，也有学者对农村的社会资本进行了测量研究。胡荣（2006）测量了中国农村基层社区的社会资本状况，对社会资本与村民政治参与，以及村级选举的关系进行了探讨，并从社会成员之间的社会网络、互惠、信任和规范等社会资本的几个维度进行了实证分析。胡涤非（2011）以帕特南所提出的社会资本分析框架，研究农村社会资本状态，并对社会资本的信任、互惠规范和参与网络三个维度之间的关系进行经验研究。张建杰（2008）在农户社会资本的研究中，对存在一定相似性的15个指标进行因子分析，构建出交往及规则因子、关系资源及互惠因子、信任因子以及社会风气因子4个公共因子，以这4个公共因子为基础，乘以各自的方差贡献率，再除以这4个公共因子的总方差贡献率，得到了社会资本的总指数。

三、可持续生计理论

（一）理论方法和发展脉络

可持续生计方法在起源上早于联合国开发计划署（UNDP）的人类发展理论，并受20世纪80年代的"新家庭经济学"影响。虽然关注农户以及将农户与生计结合起来的分析并非由可持续生计方法首创，而可持续性问题的分析也历史悠久，但可持续生计方法将农户、生计和可持续性问题纳入到一个分析框架中来，它往往被认为是农村综合发展方法①的替代。

"可持续生计"这一概念最早见于1987年世界环境和发展委员会的报告，该报告使用可持续生计的概念讨论资源所有权、基本需要和农村生计安全（WCED，1987）。1992年联合国环境和发展大会（UNCED）又将可持续生计概念引入行动议程，其第21项议程指出，可持续生计由政策协调发展、资源可持续管理和贫困消除几部分组成，并主张将可持续生计的获得作为消除贫困的广义目标。1995年哥本哈根社会发展世界峰会和北京第四届世界妇女大会（FWCW），也都强调了可持续性与就业、社会协调、性别和消除贫困这些问题之间的联系对政策和发

① 农村综合发展方法是流行于20世纪70年代的一种农村发展实践途径，该方法注重贫困的整体性和多面性，主要由政府之外的专门项目管理机构在短时间内完成问题分析，但在实践中往往对问题处理过于简单化，也没有特别考虑可持续目标。

展行动的意义。这两次论坛都推动了国际社会对环境问题以及人们生计活动的关注,并使人们关注可持续发展的政策框架。Singh 和 Gilman(2000)认为参与式、系统化的可持续生计思想和实践,是一个长期的目标。在短期内,它需要能力的开发,需要在政策分析中结合宏观与微观、跨越不同部门的协作,需要重新设计发展计划,调整实施方案。

从概念上看,可持续生计方法是指关于可持续生计的实施方法和分析方法,较具开放性,而可持续生计框架(sustainable livelihoods framework,SLF)则是指关于可持续生计的一系列组件和结构,具有相对稳定性。据笔者掌握的文献,国外学者在可持续生计概念提出之初,对可持续生计框架的讨论较多,而目前使用更多的是可持续生计方法这一概念,因为可持续生计方法具有更强的延展性,并不局限于提出一些分析要件或理念;国内目前对这两个概念的使用较为随意,并没有进行严格区分。

可持续生计方法并非源于单一的组织机构,它来源于研究机构(如萨塞克斯大学发展研究所,IDS)、非政府组织(如国际救助贫困组织,CARE;乐施会,Oxfam)、捐助组织(如 DFID 和 UNDP)等的共同开发。自 20 世纪 90 年代以来国际扶贫援助活动开始增多,2000 年联合国 189 个国家签署《联合国千年宣言》,该宣言的目标是到 2015 年全世界极端贫困人口减少一半。为了实现这些发展目标,世界各国的发展机构设计和采用了一系列的发展干预工具和策略,这些工具包括可持续生计方法、直接预算支持、以权利为基础的方法。至 90 年代后期,可持续生计方法逐渐形成一种相对统一的方法,包括跨政府机构(如联合国开发计划署;国际粮农组织,FAO;国际农业发展基金,IFAD;世界粮食计划署,WFP),双边援助机构(如英国国际发展部,DFID),非政府组织(如国际救助贫困组织,乐施会),研究机构(如国际可持续发展研究所,IISD;萨塞克斯大学发展研究所;英国海外发展研究所,ODI)在内的诸多组织都在致力于开发和使用这一方法。

20世纪90年代后期可持续生计方法的使用呈指数增长，很多机构利用其基本原理并发展出自己的可持续生计方法分析框架。自90年代起，可持续生计方法成为DFID的中心概念，英国新工党执政时期发表的1997年白皮书使可持续生计方法的研究又向政策领域转变。DFID于1997—2002年在可持续生计方法的研究和实践中花费了巨大资金，使可持续生计方法在全球产生广泛影响。尽管像DFID这些机构致力于将可持续生计方法转变为全国性的政策议程和政策框架，但目前可持续生计方法更多的是在小范围内实施。这一原因可能在于，政府部门认为通过生计支持的工作实施起来比较困难，而非政府组织在采用这一方法时却没有太大问题。在国内，应用可持续生计方法进行的研究也逐渐增多。在这些国内研究文献中，少数文献关注了可持续生计方法的理论方法，如Roberts和杨国安（2003）将脆弱性分析方法与可持续生计方法进行了比较，苏芳、徐中民和尚海洋（2009）梳理了可持续生计分析框架的发展轨迹和重要成果，阐述了可持续生计分析框架中的脆弱性背景、生计资本、生计战略和生计输出、结构和过程的转变等组分以及它们之间的相互关系。但大部分国内文献则是直接应用这一方法进行实证分析。杨云彦和赵锋（2009）借助于这一研究框架，利用南水北调（中线）工程的实地调查数据，对库区农户生计资本现状进行了实证分析。黎洁和李亚莉等（2009）根据英国国际发展署（DFID）的可持续生计分析框架，利用陕西省周至县退耕山区的1074个样本农户的实地调查数据，分析了中国西部贫困退耕山区的生计状况。李树茁和梁义成等（2010）在可持续生计分析框架下引入农户的家庭结构，并基于此框架使用农户模型具体分析了陕西周至县的退耕还林政策对农户生计的影响。总体上看，国内对可持续生计方法还缺乏系统的理解，这导致了可持续生计方法在国内的应用、推广和理论深化比较有限。鉴于本书将使用可持续生计方法对大病农户的可持续生计建设进行研究，而国内对可持续生计方法的认识还有待深入，我们将对可持续生计方法的理论进行阐述和思考。

事实是，生计系统是由一套复杂多样的经济、社会和物质资源构建的，这些资源通过个体借以谋生的行为、财产和权利得以实行。关于可持续生计方法这一方法体系的探索，似乎是没有止境的，应继续完善可持续生计概念（特别是可持续生计取得进展的指标），以推进和支持具体实践和政策制定工作（Singh，Gilman，1999）。

（二）可持续生计理论流派辨析

Chambers 和 Conway 在 20 世纪 90 年代的相关研究成果是各个机构普遍遵循的理念，而且大部分机构采用了他们关于生计的定义：生计应包含能力、资产（贮存品、资源、要求权和进入权）以及谋生活动。可持续生计是指能够应付压力和冲击并从中得到恢复，能够维持和增强其能力和资产，并为下一代提供可持续生计机会的一种生计，并且这种生计在局部和全球层面、长期和短期中都能够对其他人的生计存在净效益贡献。到目前为止，不同机构在对可持续生计方法的论述与实际操作中，都采用一种基于资产的分析方法，可持续生计方法为理解贫困的“资产—脆弱性方法”所支撑，它们都采用这一分析框架的指导原理，分析问题并进行目标干预。不同机构的可持续生计方法指导原理本质上是一致的，虽然分析框架和方法有所差异（Farrington，2001）。

英国国际发展部（DFID）的可持续生计方法起源较早，目前仍然是一个被广泛使用的可持续生计方法分析框架。以 DFID 为例，可持续生计方法由 4 个主要部分组成。第一，人们被认为生活在一个脆弱性环境中，他们面临着意外冲击、外部趋势和季节性变化。第二，人们拥有开展生计活动的一些资本性资产，这些资产包括社会资本（社会网络和信任关系）、自然资本（自然资源储备）、金融资本（储蓄、收入和贷款）、物质资本（交通、住所、水、能源、通讯工具）和人力资本（技能、知识和劳动力）。这 5 种资本性资产形成一个五边形，被用来评价人们总体上的资产水平。第三,人们动用这些资产以实施生计策略①,这些生计策略意在形成一种新的生计门路或产生积极的生计结果②。第四,政策和制度可以用来影响人们生活的脆弱性环境、利用资产的渠道以及生计活动、政策和制度对生计活动的作用,可以发生在微观、中观和宏观层面。

其他发展机构也提出了一些强调某个方面差异性的框架,如不同机构为了突出其工作重点,有的像强调资产和活动一样强调能力,有的则不那么强调能力。CARE 的可持续生计方法特别强调家庭生计安全,这一差异在实践中的反映是对环境的强调重点不同。不同的机构对赋权的强调也不同,但这只是一个相对优先的问题,而非在观点上的实际差异。在各种可持续生计方法框架中明确强调技术作用的不多,UNDP 是其中一个,而 DFID 虽然也支持过很多的技术项目,但 DFID 的分析框架并没有将技术单独列出,而只是将其看做贡献于人力资本的一种手段。表 1-1 以非政府组织的 CARE 和 Oxfam,以及捐助组织的 DFID 和 UNDP 为例,从引进时间、框架地位、核心理念和组织原则、对可持续性的重要理解、资产分类差别、方法特点和分析程序 7 个方面简要比较其可能存在的差异。

虽然各机构所设计的可持续生计框架图有所不同,但实质上都包含了一些基本要素。总体上这些框架都拥有与 DFID 同样的原则、组

---

① Chambers 和 Conway(1991)总结了个人和家庭应对压力和冲击的策略——节制:减少目前的消费,转向低质量食物,动用体内储存能量;储积:积累和储存食物和其他资产;保护:为了生计恢复和重建而维持和保护资产基础;消耗:动用家庭食物储备,抵押或出售资产;多样化:寻找新的食物来源,多元化工作活动和收入来源(特别在非农忙季节);要求:向亲戚、邻居、资助人、社区、非政府组织、政府、国际社区等实施要求权,包括借债、请求帮助、乞讨、政治行动;迁徙:放弃家庭成员和牲畜、资产,移居他处。

② 在生计结果的决定因素中,很多生计主要由出生时的偶然性所决定,但也有很多由于后天的社会、经济和环境因素决定。富裕者由于教育、迁徙占有优势而比穷困者具有更多的生计选择。经济的增长也使人们获得更多的生计选择。在社会变迁加剧的社会制度中,获得相应的能力以抓住生计机会变得尤为重要。

成部分及其结构。而且在实践中,各机构都需要从实际出发,制定出具体的行动方案,而非一成不变的以已有的分析框架进行设计和实施,从而在现实中,很难根据其项目设计和实施情况而判断某个项目由哪个机构负责实施。

表 1-1　不同的可持续生计理论的比较

机构名称	CARE	Oxfam	DFID	UNDP
引进时间	1994	1993	1998	1995
可持续生计地位	整个组织行动方案的首要框架	消除贫困的方法,5 个战略性目标之一	首先支持,偏重于农村领域	5 个任务之一,实现人类可持续发展的方法
核心理念和组织原则	家庭,生计安全,以人为本	以人为本,多层次性,伙伴关系,多种可持续性,动态性	以人为本,多层次性,伙伴关系,多种可持续性,动态性,关注贫困	适合的策略,调节的因素(影响资产利用的冲击和压力)
对可持续性理解	伙伴关系,制度建设,能力建设,环境,社会和性别平等,强调安全甚于可持续性	社会,经济,环境,制度	社会,经济,环境,制度	处理压力和冲击的能力,经济效率,生态完整性,社会平等
资产类别	人力资本,社会资本,经济资本	人力资本,社会资本,自然资本,物质资本,金融资本	人力资本,社会资本,自然资本,物质资本,金融资本	人力资本,社会资本,自然资本,物质资本,经济资本(有时增加政治资本)

续表

机构名称	CARE	Oxfam	DFID	UNDP
方法特点	区分私人自然资产和公共财产资产，强调农户层次，强调私人和社会授权	由于分权化的组织，应用理念相对松散	强调隐含的原则和各类 SLA，优势分析，微观和宏观相结合	以能力评估而非以需要开始分析，强调技术，强调宏微观结合，以适合的策略作为切入点
分析程序	识别潜在的地理区域，识别脆弱性群体和生计约束，选取基线数据和确认指标，选择社区	强调影响监控和评估，各种利益相关者（特别是受排斥群体）的参与	社会分析，贫困分析，生计分析（包括制度和经济分析），伙伴关系分析	对风险、资产、内生知识和处理策略进行参与式评估，微观、宏观和部门政策的评估，现代科学潜在贡献的评估，投资机会评估

四、就医行为理论

Andersen 和 Kravits（1975）认为，决定个体利用卫生服务的主要因素包括预置、能力和需要三个因素。预置因素（predisposing）包含社会人口学变量、对卫生保健的态度和观念等因素，能力因素（enabling）包含家庭收入、是否参加健康保险、医疗服务可获得性、卫生资源可及性等因素，预置因素和能力因素在健康或诊断的需要（need）前提条件下，成为个体决定是否寻求卫生服务的决策因素。这一理论虽然解释了各种因素对就医行为的影响，但对这些因素如何影响卫生服务利用并没有给出更多解释。Mechanic（1978）提出了就医行为的一般理论，他认为要了解个体如何对疾病作出反应,需要先了解个体是如何患病的,疾病症状以及各种变化因素。他提出了影响就医行为的10个因素:对疾病的可见性和认知;对疾病严重程度的认知;疾病影响家庭、工作和其他社会活动的程度;疾病出现频率和持久性;对疾病的忍耐程度;能获取的信息、知识和既定文化;可能导致拒绝反应的基本需要;与疾病反应相竞争的其他需要;对确诊的疾病是否可能作出其他的解释;医疗资源可获得性、物质可得性、采取行动的心理压力和金钱代价。个体对疾病状况的反应受到不同社会文化的影响,它同时是一种社会习得的反应方式。Suchman(1965)研究了病患与医生产生的患病经历各个阶段。当病患意识到自身患病后,病患根据自己对患病经历的解释,经历5个不同的阶段,这5个阶段分别是症状体验、承担病人角色、接触医疗保健、依赖性病患角色、痊愈康复。在每个阶段,病患进行不同的决策并采取不同的行动,从而导致不同的结果。Grossman(1972)从人力资本的角度构建了健康需求模型,首次将人力资本的概念模型化。在Grossman模型中,健康与其他人力资本至少存在三点区别:健康人力资本决定了生产和消费的时间,而其他人力资本主要决定劳动生产率;个体从出生开始就获得初始的健康资本,但随着年龄增加,健康资本会不断折旧,由于对健康的需求,个体需要对健康资本进行投资;教育程度可以提高教育投入要素的产出效率,从而降低健康投资的边际成本。

第二节　研究动态

本部分主要梳理与本研究相似或相关的研究文献。

一、农户患病与生计的研究

患病对农户的影响是全方位的。国际劳工组织(ILO,2004)以全球的视野,对艾滋病毒/艾滋病的影响进行了分析,他们的分析表明感染艾滋病病毒的妇女丧失了对社会经济和家庭的贡献，而艾滋孤儿则可能辍学并进入劳动市场。ILO（2006）同时研究表明年轻劳动力感染艾滋病病毒后在教育、就业、职业技能等方面的负面影响。贫病交加往往是患病农户的生计状况，李小云和唐丽霞（2005）从艾滋病流行特征、传播特点以及病毒感染与贫困农户生产、收支、生活质量和生活环境等几个方面，阐述和分析了艾滋病与贫困的关系。Mather 等（2004）对莫桑比克的研究表明，患病还可能导致死亡，死亡对家庭的影响是长期的，户主的死亡增加了儿童劳动力的使用，而丈夫的死亡还可能导致妻子失去土地（Drimie，2003；Aliber，Walker，2006）。PRYER 等（2005）还研究了工伤冲击下的农户生计和贫困问题。

患病对农户首当其冲的影响是收入。Chirikos 和 Nestel（1985）采用全国性的纵向调查数据，通过实证分析证明过去的健康问题对不同群体当前收入的影响，研究表明有疾病史的人口减少了当前的经济福利，不同种族、不同性别的健康问题存在不同影响。除了收入影响外，患病还对教育和人力资本造成影响。孙昂和姚洋（2006）研究了劳动力大病对家庭教育投资行为的影响，研究表明发生在农户劳动力身上的大病冲击和其对子女教育人力资本投资之间负向关系的存在，计量结果同时显示了只有子女处于小学阶段的农户劳动力的大病冲击会对子女教育水平产生负向影响。Ferreira、Pessôa 和 Santos（2011）认为之前的相关研究中对艾滋病毒/艾滋病如何通过较短的预期寿命导致较低的受教育激励，以及使有经验工人的生产力减低这两个方面缺乏重视，他们对撒哈拉以南非洲的艾滋病毒/艾滋病引起的收入影响和教育影响进行分析表明，患有艾滋病毒/艾滋病的人口比没有患病的人口平均贫困 30%，而患有艾滋病毒/艾滋病的地区使儿童入学率下降 40%，但随着医疗干预，这些数字会大幅下降。

患病可能对农业生产造成影响，因为患病降低了农户的农业经营能力。患病的农户不能够参加培训或是从农技人员处学习到新技术，因此便缺少创新的知识；创新通常要求购买更好的种子、化肥或其他投入品，或者使用农机，而对贫困农户来说，当他们将资金使用在医疗上时，他们便买不起这些东西；对于花费大量金钱在治疗上、并且减少了劳动力的大病农户来说，当创新需要额外劳动时，技术使用或改进方法的试验成本太高（Asenso-Okyere et al. ,2011）。Alaba O. A. 和 Alaba O. B.（2009）利用疾病成本分析，估算得出尼日利亚奥约州每年由于疟疾造成10%的产出损失，疟疾平均每年发病4次，农户平均损失64天，疟疾发病对农户家庭劳动力工作时间影响为16天。并非所有研究文献都表明农户患病会对农业生产力产出造成负面影响。Audibert 等（2006）研究了疟疾对咖啡和可可生产的影响，他们认为当家庭成员或雇佣的劳动力不能够完全替代患病劳动力或者存在流动性约束时，产量就可能减少，对于疾病引起的暂时行动不便，农户家庭通常存在一个缓冲期防止减产，但实证分析证明疟疾对咖啡和可可的产量不存在明显的影响，没有影响的原因可能是由于种植这些作物需要的劳动时间较少。Conly（1975）在墨西哥的研究发现疟疾并不影响农户的生产，因为家庭内劳动力可以重新配置。Parker（1992）研究表明当农户家庭有人患病时，由于健康劳动力增加了劳动时间因而对苏丹的棉花采摘没有影响。

经济状况与患病可能是互为因果的。Thomas 和 Frankenberg（2002）从一个微观经济视角进行检验，研究表明健康和经济后果是互为因果的，更高的个人收入必将更多投入于人力资本，包括更好的饮食、改善卫生条件和医疗条件；另一方面，如果一个工人是健康的，他将进行更多生产获得更多收益。Lindahl（2005）使用最小二乘法和工具变量回归方法控制了内生性问题之后，研究证明收入增加确实能够有效减少心理健康与超重等疾病的发生，但在60岁以上老人组中这种影响比较小。

二、农户患病负担的研究

关于患病成本角度的研究，张车伟(2003)使用1997年6个国家贫困县460户调查数据，估计农户劳动力因疾病损失的工作时间每增加一个月将导致种植业收入减少2300元，甚至无收入。蒋远胜等(2005)利用四川农户调查样本研究疾病的经济成本，他们的研究认为每个农户的疾病成本为3653元，其中财务成本达到55.3%。陈玉萍、李哲和丁士军(2008)基于湖北贫困县的调查，估算了农村劳动力患大病的各种成本，研究表明患大病劳动力的人均经济成本为5579元，其中时间成本占60%；患大病劳动力的年龄主要集中在35岁以上，贫困家庭的患大病劳动力人均经济成本相对于富裕家庭和中等家庭高出许多。陈玉萍(2010)的另一研究发现，农户大病经济成本超过8000元/年，同时贫困农户有更大的大病风险和更高的经济成本。Goudge等(2009)通过30个农户10个月的跟踪调查，研究表明疾病层次和成本负担，对家庭生计的重要影响随着时间的推移而变化，持续或改善其生计的农户组每月平均直接费用负担最低(约5%或以下)，处于挣扎状态的农户组经历了较高的负担(月费用负担平均为8.9%)，而生计下降的农户组存在最高的平均负担。

三、农户户内患病策略的研究

相关的分析表明患病塑造了人们生活、工作和各种表现的路径。Sauerborn等(1996)研究并总结了农户应对疾病成本的处理策略。农户的处理策略，包括动用现金和存款、出售资产、借款、多样化收入、打工、受赠、户内劳动替代、户外雇佣劳动等，他们的研究发现劳动力替代是弥补病患劳动力受损的主要策略，而出售牲畜是农户应对医疗费用的主要策略。Mcintyre(2006)的研究认为农户最直接的办法是利用现金和动用存款、减少食物消费，变卖资产和向亲戚朋友借贷也是较为常见的措施。在贫困地区,农户应对医疗支出时只有部分农户是利用现金和存款(Russell,1996;Wilkes,1997),更多农户经常性的采取减少消费的策略,特别是减少食物消费(Foster,1994; Tibaijuka,1997)。蒋远胜等(2005)通过对四川5县的调查,总结了具有本土特征的农户处理疾病风险10种策略:使用现金和储蓄、出售畜禽、出售其他财产、亲友的贷款、放债者的贷款、亲友的赠予策略、赊欠医疗费用、免除医疗费用、父母从子女处得到赡养费、从保险人或合作医疗处得到报账。李哲和陈玉萍等(2008)对湖北省两个贫困县的实证研究表明,贫困地区预防和缓解大病策略的作用有限,农户主要依赖自身资源、扩展家庭和社区资源形成的非正式机制应对大病冲击。此外,乔勇和丁士军(2009a)还研究了农户大病筹资方式和各种行为对医疗总费用的贡献。冯黎、陈玉萍和丁士军(2009)利用四川省阆中的2696个农户调查数据,考察贫困地区农户大病风险以及大病风险下农户户内劳动供给的性别差异。

四、患病与社会资本支持研究

已有研究表明社会资本与健康存在密切关系。Miller等(2006)采用了1993年和1997年印度尼西亚家庭生活调查的1万多户数据,利用个体健康生产函数检验了社区社会资本的作用。他们通过精神健康和身体健康的测量,探讨了社会资本与健康的关系,并对社会资本和人力资本与健康生产的交互关系进行了检验。研究发现社区社会资本与良好的身体之间存在稳定的正向关系,而人力资本和社会资本与精神健康的相互关系较弱。Kawachi等(1997)以不信任程度、互惠水平,以及人均自愿加入各类组织的数量作为社会资本的衡量指标,利用美国常规社会调查(general social surveys)数据的美国州级汇总数据,通过横截面数据分析表明社会资本和死亡率高度相关,即使进行州级收入和贫困发生率的调整之后,社会资本的各个指标与较低的死亡率仍然显著相关。Kawachi 等(1999)进一步将家庭收入、健康行为等其他变量进行调整后,研究社会资本和个人身体健康的关系,分析结果表明低社会资本与个人较差身体健康风险具有某种联系,其中居住在最低社会信任地区的人口相对于高信任地区人口,身体一般和较差的发生比为 1.41。Rose(2000)采用了个体层面身体健康和情绪健康的自我评估数据,该数据来自 1998 年一项名为"新俄罗斯晴雨表调查"的全国性抽样调查的社会资本问卷,分析表明社会资本是一个独立影响健康的变量,社会资本的影响包括在正式或非正式社会网络中的参与或受排斥,疾病发生时可以依靠的朋友,对自身生活的控制以及信任。社会学角度的疾病与医疗处理的研究还讨论了社会资本(如人际关系网络、社区环境等)对病患康复的功效,庄孔韶(2005)对彝族"虎口"戒毒盟誓仪式的研究认为运用强大的习惯法与仪式、家支组织、信仰与尊严、民俗道德、亲情教化等集合的文化的力量,成了中国戒毒成功率最高的范例。

较高农户社会资本往往能够对其就医行为产生积极影响。蒋远胜和肖诗顺等(2003)对非正式社会支持的流行给出了一个解释,每当农户遭遇疾病时,亲戚朋友往往向患病农户送去礼金或营养物品,或提供照看病患、田间劳动等劳动力帮助,这种风险分担团体不仅简单可行,而且不大可能由于信息不对称而发生道德风险问题。乔勇和丁士军(2009a)通过对四川省阆中市农户大病筹资行为的调查统计,分析了农户几种常见的筹资方式,通过对家庭经济状况不同的农户进行对比发现,亲友的赠予及亲友和金融机构的借贷是各类农户采用最频繁的两种筹资方式,亲友和金融机构的借贷对医疗费用是贡献率最大的筹资方式。Goudge 等(2009)通过南非农户慢性病的住户调查发现遭受疾病、收入较低和社会网络有限的家庭,医疗支出占他们每月收入的 60%,研究认为有效率的医患关系不仅仅指提供适当的医疗,而且要求患病者能够判断他们是否需要资金并从亲戚朋友中获得支持,同时在了解病情的基础上患者及其亲戚能够从社区获得支援，以此打破社会弱势群体的资金约束。

较低的农户社会资本对其就医行为产生消极影响。于浩等(1998)研究发现较少亲戚朋友关系网络的贫困户融资十分困难，他们既不能从亲朋处借到钱，也不能获得信用社贷款；患病的特困户则往往表现为无钱治疗，发病时只能消极的卧床休息，或买些廉价药品，或向民间医生赊账进行有限的治疗。李小云和唐丽霞(2005)的研究表明，农户应对劳动力损失的策略，一是调整家庭内部劳动力配置，二是寻求家庭以外帮助。而对于一些特殊疾病，所能获得的户外帮助更少，如患有艾滋病的农户应对疾病风险时，可利用的社会网络资源比其他患病农户更少，亲戚朋友甚至断绝与其来往而失去亲戚朋友这一帮助渠道，而外出打工增加收入的渠道也较少，因为外出打工往往被用人单位所拒绝。

五、患病与正式社会支持的研究

Goudge 等(2009)通过南非农村的农户调查，评估了免费医疗服务、现金转移和社会网络这三种方式的保护效应，他们研究发现现金转移结合免费医疗使有些农户建立了应变能力，但没有获得至少两种以上的社会保护网络的农户在长期疾病的直接费用和间接费用下则陷于贫困。Russell 等(2007)讨论了抗反转录病毒疗法(ART)使艾滋病患者的死亡率和发病率大幅减少的情况下艾滋病感染者的新挑战，对于长期患病生产性资产和金融资产耗费殆尽的贫困者需要外部支持，帮助其重建生计，他们还对超越医疗支持的生计支持和社会保护激励经济项目的建立进行讨论。Russell 和 Gilson(2006)使用横截面调查数据和纵向调查案例，研究斯里兰卡当地人们对免费公共医疗的利用及其疾病负担，来评估免费医疗服务是否以及如何保护贫困人口和弱势群体免于沉重的疾病负担以及贫困化，研究认为医疗融资机制对医疗成本具有重要影响，而这一问题是医疗体制及其对贫困影响争论的焦点。从患病与社会制度的交互关系看，Chirikos 和 Nestel（1985）的研究表明，患病使患者提前退休，从而对公共转移支付产生影响，并同时对疾病救助方案的受益人口持续增加压力产生影响。Barnidge 等（2011）通过定性研究和参与式研究表明，金钱、权力和自愿的分配不公恶化了健康差距。

六、农户就医行为的研究

在就医方式决策的研究中，赵洪杰等（2000）通过对国家级贫困县河南省宁陵县的调查发现，农村特困户就诊率低于世界银行贷款农村贫困地区基本卫生服务项目的基线调查贫困户就诊率，造成这种应就诊而未就诊问题的主要原因一是因为经济困难，二是对于多年的慢性病，病患自认为花钱也治不好而放任自流。梁鸿等（2001）对上海市贫困人口的就医问题调查发现，贫困家庭就医表现为“有病不看”、“大病小看”、“自己买药治病”、“老人不看病”以及“大人不看病”等；为节约医疗支出，主要表现为“没钱看不起病”、“治疗不完全”、“辅助药物基本不用”、“治了一半，决定不治了”等；治疗结果突出表现为，相当一部分的贫困家庭一旦患病很难彻底得到治疗（大病治愈率仅为21%），发生了巨额的医疗债务后，得不到必要的医疗救助，陷于更深的贫困之中。杨善华和梁晨（2009）的研究认为，面对贫困和医疗资源匮乏的环境，农民将疾病分为可以治愈的“小病”和命定的“大病”。大病抑或小病的认知还与时间紧密相连，在社区情理中有时“治疗”比“治愈”更为重要，从而选择“仪式性治疗”①都属于农户的理性行为。胡苏云（2006）研究认为农村温饱层的医疗风险应付状况是，遇到头痛、感冒

① “仪式性治疗”是指在农民看病的过程中，通过民间巫医、迷信等方式治疗，注重的是治疗的过程，而非治疗的结果（治愈），这也是农民侥幸、无奈混合的复杂心态下的选择。

等需要打针、吃药的小病则会轻松应对，但若得了需要上万元，甚至几万元的大病就要靠亲朋好友帮助才能医治，有些农户因无力医治，就只能让病情“顺其自然”；贫困层是农村中生活极艰苦者，他们的就医行为是“小病靠挺、大病靠命”。邢海燕等（2002）研究指出，影响居民就医行为的因素包括病患年龄、文化程度、收入水平、经常就诊单位、疾病严重程度、医疗卫生服务可及性、医疗保障形式等，而影响农村居民就医的影响因素则是距离卫生机构远近、经常就诊单位、疾病严重程度等。张建萍等（2002）对云南呈贡县645名60岁以上农村老年人的医疗卫生服务利用状况进行研究，发现老年人就诊地点多为村卫生室及私人诊所，未就诊率占57.7%，经济因素是制约农村老年人就医的主要因素；同时，老年人健康知识较为缺乏，现行的卫生服务政策的不配套，社区卫生服务网络的不健全，也影响农村老年人的就医行为。冯黎、陈玉萍和吴海涛（2009）利用两个国家级贫困县6003户、6803例大病患者的农户调查数据考察了农村居民大病就诊行为，他们利用Heckman两阶段模型对农户大病就诊决策和就诊费用的主要影响因素进行分析，研究表明大病农户是否就诊的决策受性别、年龄、外出务工与否、家庭人口规模、家庭经济状况、新农合保障等因素影响；大病农户就诊费用高低受性别、年龄、外出务工与否、患慢性病与否、家庭人口规模、其他医疗保障等因素影响。李晓敏和丁士军等（2009）通过湖北红安县农户调查所获得的2006年度截面数据，分析贫困地区农户医疗需求的影响因素，研究表明影响农户是否产生医疗需求的因素包括户人口规模、村级经济状况、是否有成员患大病、户劳动力人数、户主健康状况、户主性别、户内其他成员健康状况、是否参加新农合以及户内男性比例9个因素；医疗服务需求水平的影响因素包括户内是否有成员生大病、是否享有其他医疗保障、是否村级认定的大病户、户人口规模、户内其他成员健康状况、是否特困户或五保户、自我经济状况评价及户主年龄7个因素。

关于就诊地点的选择，第三次国家医疗卫生服务调查（卫生部统计信息中心，2004）显示，农村地区 53.5% 的就诊患者选择村卫生室或私人诊所看病，选择乡镇卫生院看病的比例仅为 25.8%，选择县级及以上医疗机构就诊的比例更少，只有 13.6%。调查发现，一、二、三类农村地区患者的就诊机构构成具有相同特征，选择村卫生室就诊的病患占 50% 以上，选择乡镇卫生院就诊的病患占 25%，剩下部分的病患选择更高级别的医疗机构。第四次国家卫生服务调查（卫生部统计信息中心，2009）显示，农村地区 57.3% 的就诊者在卫生室或诊所看病，选择乡镇卫生院就诊的比例为 24.4%，选择县及县以上医疗机构就诊的比例为 18.2%。二、三类农村地区患者在诊所卫生室就诊机构的比例明显高于一、四类农村地区。第四次调查与第三次调查相比，总体上农村地区在卫生室就诊的比例增加了 4 个百分点，在乡镇卫生院就诊的比例变化不明显，去县医院或中医院就诊的比例变化也不大。二、三类农村地区在村卫生室就诊的比例增加明显，一类地区略有下降，四类农村地区基本保持不变。除了三类农村地区去县级医疗机构就诊的比例变化不大外，一、二、四类地区病患在县级医疗机构就诊的比例均有明显增加。在就医地点决策的研究中，邢海燕等（2002）通过对应分析结果表明，选择私人或村卫生室站的主要原因是距离近和价格低；选择市（地）医院和省级医院的主要是因为它们是定点单位；选择乡镇街道卫生院的主要原因是因为有熟人；选择门诊部的主要原因是因为距离近；选择县市区医院和其他医院的主要原因为质量好。乔勇和丁士军（2009b）通过对四川省阆中市的农户调查，分析了农村居民门诊就医状况，发现他们选择就医点的首要条件就是就医点离住地较近，而根据患者自己的病情选择门诊点的情况较少。王翌秋和张兵（2009）从需求角度分析农村居民患病后选择就诊单位的内部影响因素，着重从经济状况、疾病特征、健康状况和个人特征等因素进行考察。杨学来等（2005）对影响东营市城乡居民选择就诊单位的因素进行多项式

logistic 回归分析，结果发现城乡居民就诊单位的选择受多种因素影响，影响城市居民选择就诊单位的主要因素是经济收入、医疗保险制度和居民健康状况，而影响农村居民选择就诊单位的主要因素则只有健康状况。而对某一层次医疗单位的选择及其影响因素，也成为研究的一个方面，如张仁伟等(2000)对贫困地区农户的门诊行为影响因素研究中，发现社会人口学因素是重要的影响因素，同时医疗保健制度、是否患慢性病等因素也具有影响。

经济状况是诸多就医行为研究的主要考虑因素，根据第四次国家医疗卫生服务调查(卫生部统计信息中心，2009)，农村地区两周患者未就诊的主要原因中自感病轻的比例为 37.6%，经济原因的比例为 24.9%，不同农村类型地区中，以第四类农村地区经济原因的比例最高为 28.1%，另外一类农村为 21.3%，二类农村为 23.5%，三类农村为 27.6%，因经济原因未就诊比例随着地区经济水平下降而呈上升趋势。农村地区两周患者中，因经济原因而采取自我医疗①的比例为 23.4%，自感病轻未采取任何治疗措施的比例为 44.5%，经济困难未采取任何治疗措施的比例为 30.6%。39.3% 的农村患者在疾病未愈时要求出院，其中 55.1% 是由于经济原因。农村居民中，医生诊断应住院而未住院的占需要住院人次的 24.7%，应住院而未住院的主要原因构成中，经济困难原因占 71.4%，自认没有必要的占 9.5%，没时间住院的占 9.0%，无有效措施的占 3.8%，其他原因占 6.4%。海闻等(2004)在对农户健康风险的研究中，按照农户收入将农户分为低收入、中收入和高收入 3 个组，研究发现大病农户从感到有病到参加就诊的时间间隔平均为 3.54 个月。不同收入组的就诊时间间隔存在很大差别，区间内低收入、中收入和高收入 3 个组的平均就诊时间间隔分别为 4.6 个

---

① 根据国家卫生服务调查，这里的自我医疗指两周患者未去医疗机构就诊治疗，仅采取了自服药物(包括药店购药)或其他理疗等方式对病伤进行治疗。自我医疗比例指每百个两周病例中采取自我医疗的例数。

月、2.9个月和3.3个月，就诊间隔随收入水平的提高总体呈下降的趋势。不同收入组的农户，大病首选就诊医疗机构级别，选择县级及以上医院的比例都是最高的。经济较发达地区的大病农户选择乡镇卫生院治疗的比例高于其他地区，这可能和当地乡镇卫生院的医疗设备比较完善有关；而经济水平较低省份的大病农户，直接选择县级医院就诊的比例则较高。张仁伟等（2000）利用10个国家级贫困县2490个农户1996年和1997年调查数据的分析发现，贫困县农村居民两周患病率较高，但门诊就诊却存在就诊率不高的情况，而在未就诊患者中，41.18%是由于经济困难。

第三节　研究框架设计思路

一、已有文献评价

已有国内外文献对农户就医行为进行了非常有益的研究和考察，但这些文献多数以患者个体为研究对象，或者对农户医疗行为决策的理解比较模糊，或者对农户这一微观决策单位关注不够，缺乏以户为单位对农户就医行为作出应有的理解，缺乏对患病农户整体生计决策的考察。

从农户整体生计出发研究患病对家庭生计影响的已有国内外文献也有所欠缺，这些文献对患病影响的理解过于简单化。疾病对农户家庭的生计影响是复杂的，患病到贫困只是其中一个结果，患病不一定必然导致贫困，但疾病必然会影响农户的生计情况，包括生计能力和生计结果。研究疾病到生计的逻辑过程的目的，需要科学研究理解疾病引起的生计变化是什么。因病致贫或因病返贫只是疾病可能引起的一个结果，从疾病到贫困的逻辑是怎么样的？不同国家的主要疾病类型不同，如艾滋病和疟疾在中国来说都不太严重，导致中国农村的疾病影响必将呈现不同的特征。而且已有患病影响的研究没有区分大病和小病，这就难以区分大病相对于小病可能存在的更严重影响。

已有文献对患病农户的研究与医疗制度的研究联系不够紧密。往往是研究患病农户问题时缺乏对医疗制度的理解，研究医疗制度问题则缺乏对患病农户的理解。农户受到大病冲击后，需要怎样的制度安排？回答这个问题具有重要的现实意义。不仅要从供给角度考虑医疗制度问题，更重要的是从需求角度考虑医疗制度问题。需求角度思考的前提就是了解农户的疾病和生计情况是怎样的。研究怎样对患病农户进行干预，从而避免疾病导致贫困，避免患病家庭受到一连串打击具有重要意义。

二、分析框架改进

从进一步改进研究的角度看，已有研究尚缺乏一个有效的分析框架。现有的文献没有系统对大病农户的就医行为作出系统性的回答，在零散的就医行为研究中往往忽视农户整体决策目标影响因素的研究。农户的就医逻辑某种程度上是其约束条件下最优目标追求的真实反映。就医行为某种程度上反映了农户的整体决策目标，而这种目标实现的约束条件是医疗服务价格、新农合参与情况、患者疾病状况、家庭内外部资源等。对于就诊方式和就诊地点的选择等就医行为，也不仅仅是一个支付能力或支付意愿的问题，而是一个与整体就医行为密切相关的问题。已有研究较多关注患病影响、患病负担、患病策略的研究，而缺乏对大病农户的就医行为进行深入理解。无论是国家卫生服务调查的分析报告还是其他学者的研究，都缺乏对农户的就医行为逻辑进行深入剖析，更缺乏对农户就医行为的阐述。虽然已有研究（如李哲和陈玉萍，2009）采用社会风险管理分析框架，研究了农户利用自身、扩展家庭、村庄的非正式机制和市场、政府的正式机制形成的预防、缓解和应对大病风险的策略,但这一分析框架对大病农户的就医行为逻辑,及其就医行为仍然缺乏系统阐述。

因此亟待寻找一种合适的方法,对大病农户的就医行为进行理论构建。基于知识背景和方法可行性,采用质性分析方法(qualitative data analysis)中的扎根理论(grounded theory)方法进行探索性研究,可能是一种合适的方法。扎根理论的方法拒绝简单的演绎研究,而是强调通过归纳,从现象中提炼出基本问题,进而逐步建立和修正相应的分析框架,因而基于归纳方法所创建的分析框架,有助于作为进一步演绎研究的理论基础。

本书的研究框架设计思路如图 1-1 所示,首先通过广泛的文献阅读,提出大病冲击和农户生计这一研究问题,接着将研究对象和研究单位确定为大病农户,具体的研究问题为就医行为。进一步通过相关文献回顾梳理,发现构建一个新的理论的必要性,并考虑了使用扎根理论方法进行理论构建的可行性。紧接着,根据理论构建的情况,对主要的理论构件进行更深入的定性和定量分析。需要指出的是,扎根理论方

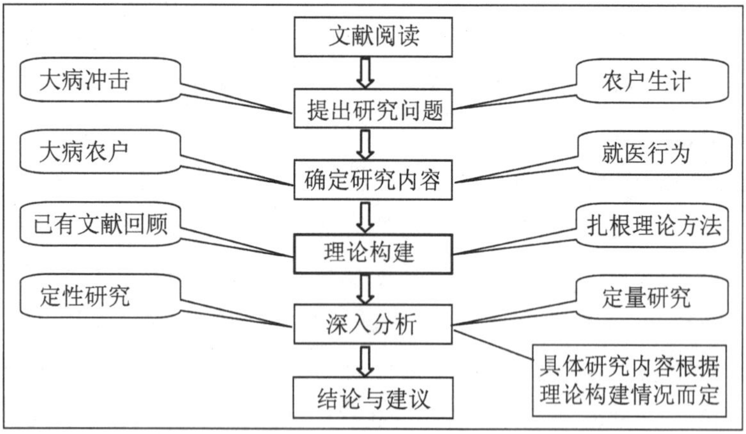

图 1-1　本书研究的设计思路

法是一套构建理论模型的程序，它对所产生的模型是没有预设的，因此深入分析部分的研究对象是模糊的，需要根据扎根理论方法所构建的具体模型内容而定。最后，根据前面的研究内容而得出研究结论和建议。

第二章　基于扎根理论方法的大病农户就医行为理论模型

本章的分析框架将表明，农户的就医行为、户内外资源支持和生计结果三者存在较为复杂的影响机制，其中就医行为在农户的生计层面决策中处于核心地位，而户内缓冲能力和社会支持作为外生的禀赋条件，分别对农户就医行为和生计结果产生影响。总之，该分析框架从大病农户整体生计层面理解农户的就医行为，能够更全面和综合的理解大病农户的就医行为。

本章的结构安排如下：第一部分为扎根理论研究方法和数据介绍，第二部分为基于扎根理论方法的范畴提炼和模型建构，第三部分为模型阐释与比较，该部分将对理论模型进行阐述和解释，同时结合现有文献进行述评，第四部分为本章小结。

第一节　扎根理论研究方法和数据

一、扎根理论研究方法

在扎根理论被提出之前，社会经济研究普遍存在理论研究与经验研究脱节的问题，宏观理论与经验性研究的这种两极化，加剧了理论与资料间的裂隙（王锡苓，2004）。扎根理论（grounded theory）产生于社会科学领域，由美国芝加哥大学的 Barney Glaser 和哥伦比亚大学的 Anselm Strauss 在 1967 年提出，他们的著作《扎根理论的发现》第一次明确提出扎根理论这一概念，他们提倡在基于数据的研究中发展理论，而非根据已有理论演绎验证假设（Glaser & Strauss，1967）。发展至今，扎根理论形成了 3 种既有联系又不完全相同的版本：Glaser 与 Strauss 最初提出的扎根理论原始版本；Strauss 和 Corbin 的程序化扎根理论；Kathy Charmaz 的建构型扎根理论（贾旭东，谭新辉，2010），本书的分析主要采用建构型扎根理论方法。

扎根理论是一种重要的定性研究方法，它也是多种质性分析方法中较为系统的一种方法。扎根理论来源于观察者的数据中，通过搜集和分析质性数据，扎根于数据中构建理论。扎根理论的研究方法是在没有理论假设的基础上直接从原始资料中，通过编码分析归纳出概念和命题，建立联系然后构建理论（Corbin & Strauss，1998）。扎根理论严格的科学逻辑，开放的理论思考，研究复杂关系的视野，为定性研究的理论建构提供了一个行之有效的方法。一个较好的扎根理论要满足一定标准：与真实世界具有较高的契合度，数据与理论构建具有较高的相关性。具有概念深度，能够经受时间考验，可调整并具有解释力度（Glaser，1978，1992；Glaser & Strauss，1987）。

对资料进行逐级编码是建构型扎根方法中最重要的一环，通过编码，可以使研究所要求具有的清晰思路得到详细说明。编码是把标签贴在数据的不同部分，这些标签描述了不同部分的不同特征。编码意味着用简短的名称对数据片段进行筛选和归类，同时对每部分数据进行概括和说明，使不同部分的数据比较成为可能。因此编码是发展抽象概念的前提，编码是生成理论的关键环节。如图 2-1 所示，扎根理论一般包括三个阶段和级别的编码：一级编码，即开放编码，包括初始编码和聚焦编码。从初始编码到聚焦编码不完全是一个线性过程，在初始编码时，应仔细研究数据的词、句子、段落以及事件等数据片段，初始

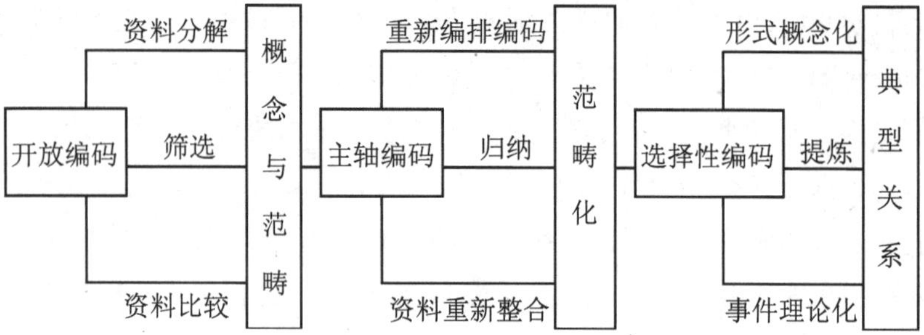

图 2-1　扎根理论分析主要流程

编码是临时的和比较性的；聚焦编码是在大量的数据中筛选使用最重要或出现最频繁的初始代码，并广泛的进行比较检验。初始编码和聚焦编码的目的是为了将编码范畴化。二级编码，即主轴编码，又称关联式登录，目的是将相关范畴进行整合，重新编排初始编码中分裂了的数据，使之具有连贯性，这一编码有助于从各个范畴中提炼出主范畴。Strauss 和 Corbin（1998）使用一套科学术语来建立范畴之间的联系：为什么、哪儿、怎样发生以及何时发生等问题，这些形成被研究现象结构的环境或情境；谁和怎样做的问题形成研究主体对事件或问题的策略性反应；而结果的问题则形成了行动后果。三级编码，即选择性编码，目的在于使主范畴之间可能的关系具体化，它不仅是使聚焦编码的关联形式概念化，也将使分析性的事件理论化。在编码和建立模型的过程中，一些新的发现将促使研究思路的返回，重新探究可能被忽略了的问题，在数据编码的每个阶段，自始至终使用不断比较的方法（Glaser，Strauss，1967），以求更准确的筛选和归纳出具有研究意义的编码。同时可通过备忘录完善范畴，详细说明编码的范畴，定义范畴之间的关系。

二、深度访谈数据获取

深度访谈数据是扎根理论中常用的数据，它是具有目的性的谈话资料,这一研究数据有助于对某个具体问题进行深入研究(Lofland 等,1995)。本书通过访谈笔记这一质性数据,分析其语言信息并试图发现其内在规律,从而实现构建理论模型的目标。本书的红安地区深度访谈数据以快速调查的 1915 个农户数据为基础,将快速调查数据中的大病农户按照既定标准分为 3 类①,根据随机等距抽样原则分别从每一类别的农户中抽取 50 个农户进行深度访谈,最终共形成 150 个深度访谈样本。一般来说,在理论构建中样本数越多,越趋于理论饱和,并且能够避免非典型事件对普遍现象的影响。考虑到理论饱和性和访谈案例增加所带来的信息重叠问题,本章的分析从这 150 个深度访谈样本中随机抽选出 50 个访谈笔记作为理论构建的样本,另外 100 个访谈笔记样本只作为理论构建之后的理论检验之用。

大病农户的深度访谈笔记主要由病患对大病的发展过程、如何处理等方面进行阐述。深度访谈过程尽量营造一种相对宽松、信任友好的氛围,主要通过调查者与受访者一对一访谈,由受访者就某些问题畅所欲言,从而获得更为丰富的信息。当家庭有多个病患时,访谈人员逐一询问,对于不在家或者不方便访谈的病患,由最为了解情况的其他家庭成员代述。调查中以病患的疾病为时间线,调查者了解病患随时间迁移的病情发展,从发作到治愈或恶化的状况,同时关注该时期内与疾病直接相关的主要家庭事件。详细的调查时间线运用疾病史口述方式,记录 2006 年(为主)疾病发生的详细情况,主要包括:病情和严重程度的变化;疾病相关的正常活动变化;自我治疗情况;门诊治疗情况;住院治疗情况;从户外寻求和获得援助(现金或劳动力)情况;应对疾

① 大病农户分为 3 个类型:第一类农户,劳均住院费用大于等于 1000 元(考察急性病为主的大病);第二类农户,劳均住院费用小于 1000 元,劳均门诊费用大于等于 1000 元(考察以慢性病为主的大病);第三类农户,劳均住院和门诊费用均小于 1000 元,但是因病误工超过三个月(主要考察因没有经济能力而未就医的大病)。其中,劳均住院费用为农户住院总费用除以农户劳动力数;劳均门诊费用为农户门诊总费用除以农户劳动力数。

病的各种策略;其他相关事件(婚嫁、出生、去世、其他健康问题、歉收等等)(表 2-1)。为了避免记忆退化和后视偏差,访谈时一般从询问事件的顺序开始,提问“您第一次发现自己生这个大病是哪一年”,或是“在年初的时候您的身体怎样”(如果疾病开始早于这年年初)和“然后怎样了”。调查人员在纸上画一条可视的时间线,以便受访病患有直观印象,然后随着访谈的深入逐渐修改时间线。访谈中还使用列表方式确保所有重要事件都被记录下来,问题可能是“你有时候到医生那儿看病吗”,或者“除了你前面说的之外,你有没有使用其他药物或者接受其他治疗”,“你如何筹钱来进行治疗”,“在那些时候,有没有人帮助过你”,等等。

访谈中十分注意个人事件细节的询问,其目的是能深刻地理解时间曲线上的每一个事件。调查者的任务不是分别询问每个列出的问题,而是一个事件接着一个事件的讨论,并确保每个事件有相应的时间标识和前后联系。实际上在建立时间曲线的同时,一些需要了解的信息就已经包含其中了,因为讨论某一事件时可能已经提及到了另一事件的相关信息。开放性的访谈提纲如表 2-1 所示,每个农户调查结束后,当天即由调查人员整理出一份 5000 字以上的访谈笔记。

表 2-1　大病农户深度访谈提纲

健康状况的变化	症状和严重程度(特定的症状,疼痛程度和活动能力等)
	生产活动受限程度(持续时间,受限的范围)
	家务活动受限程度(持续时间,受限的范围)
	日常活动受限程度(持续时间,受限的范围)
自我治疗	治疗的类型
	所用药物
	药物或者治疗的来源
	药物或者治疗的花费

续表

门诊治疗	医疗提供者的类型
	去往的路途距离
	给出了诊断吗
	采取了什么治疗措施
	治疗继续了吗
	合计看病支出，包括乘车、看病、药物和红包等
	钱从哪里来
	对医疗机构的满意度
住院治疗	医疗提供者的类型
	去往的路途距离
	给出了诊断吗
	住院的天数
	出院的原因
	合计看病支出，包括乘车、看病、药物和红包等
	钱从哪里来
	对医疗机构的满意度
寻找或者得到来自户外任何人或者组织的援助	接触的个体或机构
	需要帮助的类型
	获得帮助的类型（劳力、实物、现金、减免费用等）
	获得帮助的细节（劳动时间、实物数量、现金数量、免除费用等）
	对援助个人或组织的满意度
变卖资产和借款	变卖的资产
	借款的数量
	贷款的用途
	贷款的来源

第二节　范畴提炼和模型建构

一、开放式编码

首先对访谈资料进行初始编码，在初始编码阶段采用大量原生代码（受访农户自己的一些独特词语）作为初始概念，这有助于保留农户原汁原味的观点和行动意义。进一步对这些初始概念内容进行多次整理分析，剔除重复频次小于2次的初始概念，选择重复频次大于等于3次的初始概念，此阶段即为聚焦编码。为了范畴化所研究的内容，通过对初始概念的分类组合，进而形成22个范畴（表2-2）。为节省篇幅，这里只节选部分原始资料语句。

表2-2　开放式编码范畴化

编号	范畴	原始资料语句（初始概念）
1	病患自我认知引致的消极就诊	不痛不痒的，也不影响干活，我也没在意（不影响干活）。 我想我又吃得，又喝得，会有么事病（饮食比较正常）。 能拖就拖，又没有任何感觉，就没有去诊（没明显疼痛）。 只当是凉气，就没把它当回事（误判病情）。 年纪到了嘛；右眼睛好了20天就完全看不见了，那时不知道可以做手术，就没有管它（认为年纪大生病正常）。 小病都是拖好的（认为病能拖好）。
2	户内因素引致的消极就诊	那个时候屋里也没有什么钱（经济困难）。 几个细伢都在上学（子女读书花费）。 家里其他的人看病总是花钱，我就一直拖着；大姑娘天天要打针，根本没有那么多钱到武汉去看病（其他家人生病）。 那个时候又是农忙，就没有去看（农忙没时间）。 想到过年住院又不好，拖到2006年的正月十六，我们两个才到杏花乡卫生院办了住院手续（过节没时间）。 农村人舍不得花钱，非到了做不得的时候，才晓得去看病（舍不得花钱）。

续表

编号	范畴	原始资料语句(初始概念)
3	病情急重引致的积极就诊	生活完全不能自理了,叔伯弟把我送到了县人民医院(行动受限严重)。 我身上的疼痛加剧,实在做不得事情;胸口又疼,实在顶不住了;一直拖到前年的6月间,腰椎炎积累了好多年,突然疼得直不起来了(疼痛难忍)。 媳妇睡倒在床上呼吸有点困难,全身也是肿的;到后来在床上睡觉憋不过来气了,才到医院去诊的(呼吸困难)。 饭吃不进去(饮食困难)。 在拆房子的时候房子倒了,当时她人都不管事了(突发性严重损伤)。
4	选择省级医院治疗动因	每次到协和去是因为县人民医院没有这样的药(药品种类齐全)。 县医院的药都不行(药品质量较好)。 县里医生也不行(医生医术较高)。
5	选择县级医院治疗动因	去县人民医院去看的话好处还是占多数,只要有经济条件的话(县医院认同感高)。 我们就想转到县医院去,那边技术要差一些,但是收费要低一些(收费比省级医院低)。 因为乡卫生院没设备不能查出病因(乡镇卫生院设备差)。 村医生那里治不好了,就跟我的女婿一起去红安县人民医院去看(村医治不好)。 医生说我这个情况看不好,建议我转到县人民医院去看看(医生建议转诊)。
6	选择乡镇卫生院治疗动因	镇上的医院,比村里的医生医术要高(比村卫生室医疗条件好)。 又不像县医院那样贵(收费比县级医院低)。

续表

编号	范畴	原始资料语句(初始概念)
7	选择村级医疗机构①治疗动因	假如不是在村医那里化疗,我不会去县医院里化疗,因为太贵了(费用较低)。 出院后还是经常去村医那里打打小针,拿点药;出院后还在村里的医生那里打消炎针(能满足基本治疗需要)。 可以没钱就先赊到,有钱了再把到他(可以赊账)。 比较近,只要5分钟就走到了(交通方便)。 村医生也是每天到我的屋里来跟我打针(可以出诊)。 医生的态度好(医生态度好)。
8	选择住院动因	扭断了腿,当时右腿肿得很大(突发损伤严重)。 每次发作我们就送她到县人民医院住院(病情紧急)。
9	可能需要住院但选择门诊动因	动手术可能要两万多,我哪有那么多钱呢(住院花费大)。 那时候医生建议她住院,但是家里经济困难所以没有住院;医生说叫住院,我们也没有住,我们没有那么多钱住院(家里经济困难)。 没有凑够钱(筹资能力有限)。 在医院里又不能赊,我决定不住院,就回来了(住院不能赊账)。 合作医疗也报销不了好多,我们就不想去住院(新农合报销不多)。 我怕到时候人财两空,病也没有看好,钱也花了(担心手术失败人财两空)。 我想着我的姑娘还在住院,哪里有钱(户内有其他人生病住院)。 医生也说要住院,那时家里有小的,要照顾细儿,就不能住(没有时间住院)。 我总觉得这是个富贵病,住院是住不起的;觉得这个病冇得个诊头,就不想住院做那个手术了;这个病是个富贵病,住不住院没什么差别,非要吃药(认为没必要住院)。

① 乡村医疗机构这里主要包括村卫生室、村卫生所和个体经营的小诊所;调查期间,新农合门诊统筹管理尚未将村卫生室纳入报销补偿范围,农民一般不太在意这些村级医疗机构的区别。

续表

编号	范畴	原始资料语句(初始概念)
10	自我购药治疗动因	不敢到医院里去看,到一次医院少则50元,多则上百元,我就尽量节省吧(花费较低)。 听人家说喝哪个药好,我们就去买哪个药;听人家介绍说伤科接骨片,别人吃的效果还可以(根据民间口碑购药)。 我们拿药总是拿便宜的;医院的药费实在太高了,私人药房要便宜一点(按医生处方自行到药店配药)。 我就是把头一回检查和开药的单子拿到,直接去开的药(按旧处方配药)。
11	迷信和土方治疗动因	土方子整,不用花钱的;找土方子泡酒,又便宜,但效果还是不怎么样(不花钱或费用低)。 我们这里的人经常说:"土方子能医大病",我自己就是用土方子整;据说有一个土郎中治类风湿蛮行,就到他家里去看(对民间偏方的信仰)。 估计花的钱不比看病的少,但是孩子的病一直这样,万一那东西灵验呢(寄希望于神秘主义)。 土方子喝了3个月后,我的病果真好一些了,腿和肚子的肿都消了,疼痛也没有以前厉害了(自我感觉良好)。
12	病情缓解即出院动因	医院虽然说没有治好不能出院,但是我们没有钱也没办法不出院;由于花费太高我们不得不要求出院回来治疗;手术做了一个星期后就出院了,自己要求出院的,因为住不起;不想给孩子添麻烦出院时还没拆线,因为住不起了(花费太高希望出院治疗)。 我住院了一个月零三天后,我感觉自己恢复还可以就想出院;出院的时候,她的病有些好转,不再发高烧,但还是经常发晕(阶段性好转希望出院)。 还是说要我去复查一下,我们没去,我看他还好,去一次又要花些钱(症状缓解后中断后续治疗)。

续表

编号	范畴	原始资料语句（初始概念）
13	只求避免病情恶化动因	他吃药是一直不断的，但是花的钱不会很多，家里没有多少钱，他也不会花很多钱给自己看病；我只是到疼的时候吃一颗（花费不多控制病情）。 请住院部的一位医生给我们打封闭针，他不同意，我还要女儿买了一包17元的烟才给我打了一针封闭针（缓解疼痛为了继续劳动）。
14	主动放弃治疗动因	我也不想化疗了，只有一个儿子不能拖了儿，死了就死了（不想拖累子女放弃治疗）。 这么大年纪了死也死了，活那么长时间做什么（年纪大了对疾病顺其自然）。 我想我这个病是看不好了，没有必要在医院里浪费钱，我们就要求出院了（意识到不能治愈放弃住院）。 严重疾病只请村医治疗维持，这样一直服侍一年多（只求减少疼痛）。 我也清楚他的病，不可能治好的，给他打针和吃药只是安慰他，让他的心里舒服而已（打针寻求心理安慰）。
15	资产缓冲	我们两个老的在屋里存的有点（动用存款）。 把一头半大的猪卖了950块钱（卖牲畜）。 卖粮食；卖油菜；卖棉花（卖农产品）。
16	收入缓冲	后来又把扣我的工资还了（讨还欠薪）。 我的病好些了后，我老公就又出去打工了（病情缓解即外出打工）。
17	消费缓冲	那年过年，家里也省俭点过（更加节约开支）。 饭都不能够多吃（减少消费支出）。

续表

编号	范畴	原始资料语句(初始概念)
18	非正式社会支持	两个媳妇和小儿子都劝我再去医院看看,几个细伢心好,他们说无论怎么样都要治病,大不了借钱,所有的钱都由他们来负担,我就同意和他们一起再去医院看看(亲人①资金赠与)。 弟弟听了说,不能这样,要给孩子去看,如果没有钱,他可以帮助一点;我们这里看病人一般不送钱,只拿一些营养品;农村里看病人一般都是买点肉、糖什么的(亲戚和邻居财物赠与)。 不够向我老公远房的一个侄儿借了13000元;回来后就筹钱,找女婿借了3000元,弟弟借了1000元,朋友借了3000元,媳妇娘家借了5000元,外甥借了500元,妻侄借了600元;去医院时,找哥哥借了1000元,连襟借了2000元;我想做手术,当时家里没这么多钱,就找舅舅借了3000元钱,找叔叔借了1000元(亲戚借钱)。 我在我们塆里家家户户上门去借,一家借个200~300元(邻居借钱)。我们也叫塆里的人跟她带,可以节约车费钱呢(帮忙购药)。 我们主要也就是请塆子里的人帮哈儿忙,请别人吃一顿饭(农忙时帮工)。陪我说说话,让我想开点,能够治就去治;他们也安慰我,小孩得了这个病也没有办法(情感支持)。
19	正式社会支持	我直接去了民政办的储金会②贷款(储金会贷款)。 在台南信用社贷的款(信用社贷款)。 搞合作医疗报销了不少;参加了合作医疗还是好,给报销了4000多元钱,对我们的经济帮助真是很大;屋里办了合作医疗可以优惠,所以我就让小儿子回来住院了(合作医疗报销)。 民政给的救助100元;民政今年开年给我们还发了100块钱的补贴;民政又给了300元的慰问金;民政又照顾了200元(社会救助)。 看病花多少,就赔偿多少(工伤赔偿)。 平安保险给赔了3600元(保险赔付)。

① 亲人一般指以直系亲属为主最亲近的家庭成员;亲戚指和自己有血亲和姻亲但非直系亲属的人。由于农户所指的是拥有共同预算、共同生产和消费的单位,所以这里所指的亲人和亲戚都不属于农户成员,而属于外部的亲缘关系。

② 储金会也叫互助储金会,是群众在政府或集体组织支持下自愿集资的一种合作性自我保障组织。互助储金会以储金借贷的方式开展互救互济活动,共同克服诸如自然灾害等各种风险,保证会员的基本生活需求,它实际具有金融和保障的双重性质。

续表

编号	范畴	原始资料语句(初始概念)
20	患病对自身工作能力造成损害的认知	身体不好,就缺乏劳动力(丧失劳动力)。 我也不能出门打工了;不敢去打工,总在屋里种田(工作范围受限)。 脚挑担子也不行;不敢挑重担子;不敢大胆做(工作强度受限)。 家里重活不敢干;我总怕发炎;怕又把病做发了(心理负担增加)。 他总要我买点农药给他喝了,死了算了;我心里着急不过,我的老公还总是劝我;心里头总是不快活;一辈子做事情惯了,不干活心里不舒服(精神状态变差)。
21	患病对其他家庭成员造成负担的认知	我不能干活,就让老公做,老公干了我的事情,就不能出去打工(替代病患劳动减少打工时间)。 我没有病之前,我老公每年在外面打工的时间一般都是八九个月,去年他只打了5个月的工,今年他才出去个把月(照顾病人减少打工时间)。 对儿子外出做工还是有影响,起码他们不能安心在外面打工(增加家庭成员心理负担)。 影响家里人的关系(导致家庭关系紧张)。
22	患病对家庭生计造成负担认知	影响很大,收入明显减少;对家里的收入影响还是蛮大的(减少家庭收入)。 买药要花钱,家里也没有钱(增加家庭医疗保健支出)。 人家到处搞房子,我在屋子里还花钱(减少家庭其他方面支出)。 我没有病的时候,家里每年一头猪,现在家里两年没有养猪了,鸡也没有养了,关键是搞不动了(降低农业经营能力)。

注:括号中内容表示对原始语句进行编码得到的初始概念。

二、主轴编码

虽然表2-2给出了初始编码后的范畴及其初始概念,显示了大病农户的就医行为、内外部支持、治疗决策平衡和生计结果等复杂关系,但为更清楚理解大病农户的整体医疗决策和局部医疗决策及其约束条件,需要进一步进行主轴编码。主轴编码就是揭示范畴之间的内在逻辑联系,发展主范畴及其副范畴。依据研究者对理论的敏感性,本研究通过对各个范畴相互关系和逻辑层次的分析归纳,共得到7个主范畴(表2-3)。这7个主范畴分别是:A为农户就诊与否的决策,B为医疗机构级别的决策,C为治疗措施的决策,D为治疗行为转变的决策,E为户内缓冲能力,

F 为社会支持的方式,G 为大病冲击的生计结果认知。

表 2-3　主轴编码呈现的主要关系

主范畴		对应范畴	关系的内涵
一连串就医行为及其动因	A. 就诊与否的决策（1～3）	1. 病患自我认知引致的消极就诊	认为没有明显疼痛、干活和吃饭都比较正常,而误判病情,或者认为小病是拖好的,年老多病是正常的,从而导致没有及时就诊。
		2. 户内因素引致的消极就诊	由于家庭经济困难,其他成员医疗支出或子女读书花费等刚性支出,家庭需要劳动力没有时间,再加上固有的家庭节俭观念,从而导致没有及时就诊。
		3. 病情急重引致的积极就诊	由于疾病引起行动受限、极度疼痛、呼吸和饮食困难,或者突发性的肌体严重损伤,病患意识到情况比较严重,才采取积极的就诊措施。
	B. 医疗机构级别的决策（4～7）	4. 选择省级医院治疗动因	由于县级以下医院不能满足医疗需要,而省级医院药物品种齐全、质量较好、医生医术较高是选择省级医疗机构的原因。
		5. 选择县级医院治疗动因	县级医院的社会认同感较高,基于比较,县级医院设备比乡镇卫生院好,县级医院收费比省级卫生院低,而村医医疗技术较差,当医生也建议转诊到县级医院时,更可能选择县级医院就诊。
		6. 选择乡镇卫生院治疗动因	基于比较,认为乡镇卫生院往往比村卫生室医疗条件好,而医疗费用往往比县级医院低,从而折中性的选择乡镇卫生院治疗。
		7. 选择村级医疗机构动因	除了村医收费较低,能满足基本的治疗需要,村级卫生机构还具有一些特点,如村医可以赊账,可以出诊,就医比较方便,医生态度较好,在医院确诊的前提下,村医还能够上门打针配药,村医往往作为出院后的后续治疗渠道。

续表

主范畴		对应范畴	关系的内涵
一连串就医行为及其动因	C. 治疗措施的决策（8～11）	8. 住院治疗动因	当病情急重，或者突发性的严重损伤时，更可能采取住院治疗。
		9. 应当住院未住院或门诊治疗动因	从医疗支出看，基于核算比较，认为住院费用太大而不能赊账，家庭经济困难不能承受住院费用，筹资能力有限、新农合报销不多，担心手术失败人财两空等因素都可能导致不愿意住院治疗；从劳动力支出看，户内其他成员患病住院，病患本人认为家庭需要劳动力自己没有时间也影响住院治疗决策。另外也有些农户基于对疾病的判断，对医生存在不信任，认为没有必要住院。
		10. 自我购药动因	由于正规医院诊疗费用和药价较贵，自己买药治疗花费则较低，病患或者根据民间口碑自己买药，或者按医生处方自行到药店配药，甚至按以往的旧处方配药。
		11. 迷信和土方治疗动因	不花钱或费用较低，民间社会对民间偏方存在某种信仰，甚至对巫术一类的迷信方法都存在某种神秘主义的信仰，这些方法可能发挥了一定药效，也可能是心理作用，当自我感觉良好时，更加信赖迷信方法或偏方。
	D. 治疗行为转变的决策（12～14）	12. 病情缓解即出院动因	为平衡病情和家庭负担，一方面希望通过治疗缓解病情，一方面又因花费太高希望出院治疗或者当病情阶段性好转即希望早日出院，在症状缓解后中断后续治疗。
		13. 只求避免病情恶化动因	为平衡病情和经济负担，通过不多的花费来控制病情恶化；为平衡病情恶化和经济负担，通过暂时缓解疼痛的方法来维持劳动时间。
		14. 主动放弃治疗动因	不想拖累子女放弃治疗，年纪大了对疾病顺其自然，意识到不能治愈主动要求出院，其实质都是希望通过主动放弃治疗，或者只是一种安慰式的治疗方法，来缓解家庭的负担。

续表

主范畴		对应范畴	关系的内涵
户内外资源支持	E. 户内缓冲能力（15～17）	15. 资产缓冲	通过动用存款、提前出售喂养的牲畜、较少留存粮食、较多销售农产品的方式实现资产缓冲。
		16. 收入缓冲	通过讨还结清外出打工的欠薪，或是在病患病情缓解之后尽快外出打工以缓冲医疗支出对家庭的冲击。
		17. 消费缓冲	通过衣食住行的更加节约来减少消费，特别是节省各种节庆的消费支出来缓冲医疗支出。
	F. 户外社会支持（18～19）	18. 非正式社会支持	除了非户内成员的直系亲属资金赠与支持、亲戚和邻居财物赠与支持，还包括主动向亲缘网络内的亲戚借钱、向关系较好的邻居借钱。亲戚邻居还提供帮忙买药、农忙时帮工的劳动力支出和聊天等情感支持。
		19. 正式社会支持	包括储金会和信用社的贷款，参加新农合和商业保险的赔付，还包括民政部门的社会救助和事故责任方的伤害补偿。
G. 生计结果认知（20～22）		20. 患病对自身工作能力造成损害	大病冲击使病患丧失劳动力、工作范围受限、工作强度受限、心理负担增加、精神状态变差。
		21. 患病对其他家庭成员造成负担	大病冲击使其他家庭成员需要替代从事病患原来的农业劳动和家务活，或者需要花大量时间照料病患，这都减少了原来的外出打工时间，疾病还增加了家庭成员的心理负担，某些时候还可能引起家庭成员关系紧张。
		22. 患病对家庭生计造成负担	大病冲击通过劳动力的损耗使家庭收入减少，而医疗保健支出增加，由于支出的替代性而使家庭其他方面的正常开支受约束，疾病也使农业的家庭经营能力下降。

三、选择性编码

选择性编码的目的在于从主范畴中挖掘出核心范畴,处理主范畴之间的关系,并形成明确的“故事线”。故事线是各主范畴的典型关系结构,它是对各主范畴之间脉络关系的阐释。如表2-4所示,农户的大病治疗就医行为存在4种典型关系结构。其中可以将“大病农户就医行为目标及其约束机制”作为核心范畴。主范畴之间关系的具体化有助于进一步发展出具有清晰脉络的理论。

表2-4 主范畴的典型关系结构

典型关系结构	关系结构的内涵
就诊与否—(医疗机构级别+治疗措施)—治疗行为转变	就诊与否决策、医疗机构级别选择的决策、治疗措施选择的决策和治疗行为转变的决策构成一连串的就医行为,病患或农户首先根据疾病认知、家庭因素和病情变化决定是否就诊,决定就诊之后便同时面临着医疗机构等级和治疗措施的权衡选择,随着病情和家庭情况的变换,病患或农户对治疗行为进行调整,进行治疗行为转变的决策。
户内外资源支持——连串就医行为	资产缓冲能力、收入缓冲能力和消费缓冲能力是户内资源对疾病负担的支持能力,亲友社会网络的非正式社会支持,以及贷款和保险等正式社会支持是户外资源对疾病负担的支持能力,这些支持构成了农户内外的资源性支持。同时这些支持是农户一连串就医行为的影响因素。
一连串就医行为—生计结果认知	大病冲击下,一连串就医行为对农户的资金、劳动力、精神都造成某种损耗。不管是怎样的就医行为,都会对农户的生计造成负面影响。基于对生计结果的认知,农户又反过来对一连串的就医行为作出调整。
户内外资源支持—生计结果认知	农户拥有或可以使用的户内外资源支持,对大病冲击下的农户生计结果起到缓冲作用。

基于典型相关结构，这里建构了一个大病农户治疗行为决策的分析框架，可以称之为“大病农户就医行为理论模型”（图 2-2）。

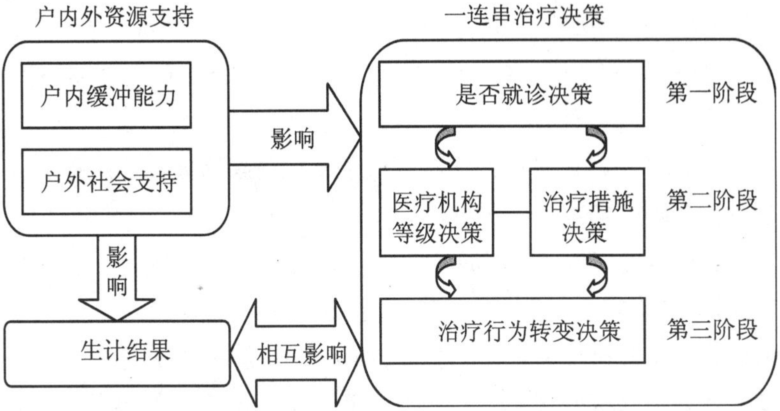

图 2-2　大病农户就医行为理论模型

四、理论饱和度检验

本研究用另外 100 个访谈记录进行理论饱和度检验，结果表明，模型中的范畴已经发展得非常完整。本章选取的 50 个大病农户访谈记录具有理论饱和性，它对一连串就医行为及其动因、户内外资源支持、生计结果认知几大范畴的阐述比较全面，满足了大病农户就医行为理论模型的构建。

第三节　理论模型阐释和比较

一、一连串就医行为

如图 2-2 所示，大病农户的一连串就医行为首先是决定是否就诊的问题，农户根据病情感知、家庭经济和劳动力情况，决定是否就诊。慢性病与急性疾病的就医行为不同，慢性病与急病相比，起初临床症状较轻、病程周期较长，农户一般是能拖则拖，急病则由于其时间紧迫性，一般采取及时到医院就诊的方式。当然，是否就诊还取决于农户的认识性偏差和家庭原因。对于农户来说，认为只要能做事、能吃饭，就不想去看病，即使已经有了一些症状。有些疾病本来是常见病，由于没有及时治疗，导致病情恶化，“实在严重了就从村医那里拿点丸药吃，后来慢慢拖着就不行了”。

当感知到病情较为严重决定就诊时，就进入到就医行为的第二阶段，第二阶段的就医行为同时包括医疗机构等级选择和治疗措施选择。需要指出的是，在同一级的医疗机构中，农户还需要进一步选择哪一家医疗机构，对于这一问题本章构建的模型从略。同样，在治疗措施的选择中，除了选择住院、门诊、自我治疗和土方迷信措施外，每一种措施还可以细分。如选择住院之后还可能需要进一步选择是否进行某种仪器诊断、是否接受手术治疗。这些决策理论上可以分层次不断细化，但这里笼而统之的归结为医疗机构等级选择和治疗措施选择两个问题，并指出其决策动因。农户从整体决策的角度选择合适的医疗机构等级和治疗措施，初始编码中对医疗机构等级和治疗措施选择的动因都作了尽可能完整的归纳。总体上，疾病病情与就医行为两者不存在简单的因果关系。很多农户在大病冲击下，采取的是比较消极的治疗方法，疼痛受不了，行动受限时才会考虑到医院就诊，轻微的慢性病是不愿意住院的。很多病基本上是能拖就拖，这很不利于病情的缓解，而且可能会延误最佳治疗时期，这种能拖就拖的策略实际上是一种无奈现实的反映，因为目前医疗供给总体上是“看病难，看病贵”，农户往往花费不起。“救护车一响，一年猪白养；住上一次院，三年活白干；十年努力奔小康，一场大病全泡汤”都是农户消极就医的症结所在。

就医行为的第三阶段是农户治疗行为转变决策，当有些疾病久治不愈，医疗支出和劳动力损耗超过了农户家庭可以承受的范围时，农户便面临着治疗行为的转变决策，这些决策包括提前出院、“医院检查、村医治疗”、“医院检查、自己买药”、“用旧处方配药”等。农户的治疗目标也不再是治愈疾病，而是只求缓解病情、控制病情恶化，甚至对病情恶化顺其自然。调查中有农户为求医生给重复打封闭针而送烟给医生，因为农户认为打了封闭针就能下地干活，但不断打封闭针实际只是为了暂时抑制疼痛，而不是治愈疾病。

二、户内外资源支持的作用机制

户内缓冲能力和户外社会支持作为外生因素，分别作用于就医行为和生计结果。家庭缓冲能力和社会支持实际上反映农户遭遇大病冲击脆弱性时的应对能力。Goudge 等(2009)将家庭生计分为三种，第一种是安全的生计，指家庭中至少有一人拥有稳定的收入和工作；第二种是脆弱性生计，它拥有比第一种更少的收入稳定的资源；第三种是高度脆弱性生计，是指没有一个成员被稳定雇佣或获得稳定收入的家庭。农户能否在大病冲击之下，避免受到灾难性的劳动力损耗和灾难性医疗支出，免于陷入长期贫困，与户内缓冲能力和社会支持息息相关。在缓冲能力方面，农户的资产缓冲主要是靠积蓄、出售牲畜和农产品，收入缓冲主要是靠讨还欠薪、病后外出打工，消费缓冲方面主要是靠减少食物开支，从访谈资料也可以反映出，总体上农户抵抗大病的缓冲能力是较低层次的。在社会支持方面，非正式的社会支持表现为亲人的馈赠，亲友和邻居的借款和赠与，这种非正式社会支持总体上表现为中国社会特有的“差序格局”①,直系亲属的户外亲人更倾向于无偿赠与,而亲人以外的亲戚、朋友一般给予的馈赠较少或主要是一种借款关系,普通邻居看望病人一般给予50~100元的现金或诸如红糖、饼干、麦片等营养品,更多是情理习俗上的行为。正式的社会支持主要来自新农合、医疗贷款、社会救助和伤害赔偿,其中新农合是最重要的正式社会支持,医疗贷款和社会救助的可获得性极低,伤害赔偿主要发生在造成意外伤害所履行的民事赔偿中。

缓冲能力和社会支持是农户利用户内外资源的能力以及这些资源的可获得性,它们是一连串就医行为的基础前提。农户的就医行为,不仅仅考虑的是病情的变化,根据病情变化所采取的治疗方式仅仅作为农户的局部治疗决策,农户的决策必须是从家庭内外部资源条件而作出整体性决策。特别在治疗转变决策中,农户面临着可能造成的灾难性冲击,只能根据内外的资源情况,对治疗行为作出合理的调整。同时,缓冲能力和社会支持对大病冲击所造成的生计结果变化十分重要。较高水平的内外部资源支持表明,农户具有较低的生计脆弱性风险,由此导致的生计结果负面影响可能更小一些;而较低水平的户内外资源支持表明,农户具有较高的生计脆弱性风险,导致的生计结果负面影响可能更大一些。

户内外资源支持也揭示了医疗服务干预政策所可能的切入点。通过扎根理论的归纳,更加真实具体的反映了当前大病农户的缓冲能力,这是户内策略的条件,而社会支持情况的归纳,避免了先入为主的主观推断,再次明确了当前农户非正式社会支持的重要性。

① “差序格局”这一概念最早由费孝通先生提出,旨在描述中国民间社会亲疏远近的人际格局,每个人都以自己为中心结成网络,如同水面上泛开的涟漪一般由自己延伸开去,按离自己距离的远近来划分亲疏,差序格局根据个人的地位、声望和权力影响力而具有伸缩能力。

三、就医行为和生计结果的相互作用机制

农户一连串就医行为选择引致不同的生计结果；而农户生计结果认知也反过来影响一连串的具体就医行为。农户的决策具有多目标性，农户至少同时追求家庭成员健康和家庭生计发展。农户在追求成员健康的同时时刻关注家庭生计变化及其可持续性问题。有的农户因经济困难不想做手术，但担心病情恶化还是通过各种渠道筹资做手术，农户经常陷入一种虽然希望治愈疾病，但却没有积极就诊的矛盾之中。虽然大病农户的治疗目标总是考虑健康和生计，但在就医行为的不同阶段，大病农户的决策目标组合是可以改变的，农户往往对这两者的重要性赋予有差别的权重。

大病冲击下，不管采不采取就诊，采取何种方式就诊，都必然产生多种生计结果和影响。而生计结果的认知又反作用于就医行为选择。本部分基于扎根理论的归纳明确给出了农户就医行为选择的内容。农户层面就医行为的研究，有助于从更高层面理解大病农户的行为决策。基于农户视角的就医行为研究，有利于改变以往对就医行为的局部思考，而将农户就医行为置于农户生计发展的高度进行考察，可以认为这种决策机制是一种整体决策。本部分与现有文献相比，提出农户就医行为的整体决策视角，富有逻辑的归纳了就医行为与生计结果的相互影响机制，这比单向影响的研究更为深入。这一理解，也成为本书提出的分析框架的核心部分。

四、理论模型与进一步拓展必要性

行动的最基本特征是具有意志性和目标导向，行动是主体朝向目标的行为，任何行动都可以认为是由行动目标、环境因素和规范取向这3个要素组成，其中行动目标是希望获得的预期状态，环境因素是置身其中并能影响其目标实现的因素，规范取向是目标形成、行为选择中所

应遵守的社会规范(帕森斯,2003)。大病冲击之下的农户决策行为是理解农村医疗状况和改进农村医疗状况的前提。然而,当前文献对农户就医行为的理论研究和实证研究,不仅不能给出一个合理的分析框架,而且忽视了农户层面就医行为的关注。因此,现有的就医行为理论是有缺陷的。

本书扎根于湖北红安县的深度访谈数据,通过编码归纳,建构大病农户就医行为理论模型。这一分析框架,明确分析了农户就医行为的影响因素和影响结果,户内外资源支持是农户决策的重要因素,就医行为又对生计结果形成影响。但这三者并非是简单的线性关系,它们之间存在较为复杂的影响机制。

当遭到大病冲击以后,农户根据疾病状况、家庭内外资源和医疗可获得性,采取相应的就医行为,疾病治疗必须服从于农户整体决策。当疾病比较严重,农户在考虑到家庭的缓冲能力和社会支持之后,可能采取安慰性治疗等消极就医行为。对这种决策选择需要在此做一些说明。虽然消极治疗在伦理道德的视角下,难免被认为是不太人道的,但从生计层面考虑,这种消极决策恰恰是“生存小农”冷峻理性的表现。假设农户基于家庭内外资源作出另一决策,花费大量家庭资源用于疾病治疗,这一无止境的医疗支出和劳动力损耗将十分可能导致农户长期的生计灾难,使整个家庭陷入贫困。这也从另一侧面证明了,大病农户就医行为分析框架对理解就医行为是具有生命力的。

总体上看,大病农户就医行为理论模型能够在农户层面深入理解大病农户的整体治疗决策,这有助于真正重新认识以农户为决策单位进行就医行为分析的理论意义。当然,本书所建构的理论模型还必须进一步作定量定性数据的检验。后面第三章、第四章、第五章和第六章将以这一分析框架为基础,分别展开深入分析,本章与后面 4 章内容的关系如图 2-3 所示。

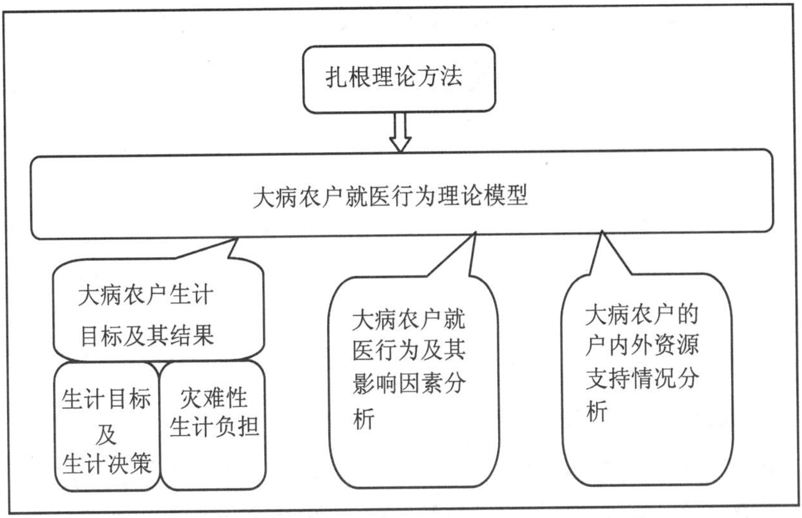

图 2-3　就医行为理论模型与其他章节逻辑联系

第三章　大病冲击下的农户生计决策及生计目标分析

农户生计具有多目标性，农户理性的赋予各种生计目标以不同权重，从而追求多种目标组合后的最优生计结果。本章将从可持续生计目标决策系统和多目标决策系统角度，理解大病农户的就医行为决策系统。对住房改善目标与健康目标这一相互竞争的生计目标进行实证考察。

第一节　大病农户的就医行为决策系统

一、大病农户的可持续生计目标决策系统

可持续生计本身就是一种目标。农户的可持续生计目标就是要维系或提高户内外资源的生产力，保证农户对财产、资源及收入活动的拥有和获得，而且要使农户储备足够的食物和现金，以满足基本的消费需求。世界环境和发展委员会（WCED）认为，生计是指拥有足够的食物与现金满足基本的需求，可持续性则是指长期内资源生产率得以维持和增强。农户的可持续生计目标是减少贫困和发展生计，而不仅仅是提高收入。可持续生计目标，将传统的收入提高目标转变为生计可持

续性提高①,对农户生计的认识具有重要意义。农户的可持续生计目标视角是一种甄别农户生计可持续发展主要限制因素及其相互关系的集成分析方法和建设性工具。农户可持续生计目标追求的是生计的安全性,减少生计的脆弱性。生计安全性是指拥有资源品,或有权使用某种资源和从事某种谋生活动,或利用贮存品和资产抵消风险、减缓冲击和应对突发事件。在这一过程中,家庭可通过拥有土地、牲畜和树林的所有权,拥有放牧、捕鱼、狩猎和采集的要求权,充分的就业,稳定的报酬等获得可持续生计安全的方法。

在个体层面,行为决策的研究主要是动机理论,动机是行为的先导并来源于需求。组织行为学中的需求层次理论、双因素理论、期望理论、社会交换理论、公平理论都对行为动机做出过阐述,这些研究总体上认为动机是产生行为的直接原因。在早期的动机理论中,目标只是作为影响行为的环境因素之一,有关目标性质及其作用机制的研究并没有得到足够的重视(李燕平、郭德俊,1999)。20 世纪 80 年代以来,目标这一概念已成为各种动机理论的主要部分,目标通过导致与任务相关的知识和策略的唤起、发现或使用而间接影响行动(Wood & Locke,1990)。在农户层面,农户的行动目标是行为决策的核心。农户的行为是朝着预期目标不断努力的。农户的行为受农户目标的引导,农户目标是农户动机激发所希望产生的结果。动机显示的是家庭决策者试图获得的物质欲望或感受,动机却可以自动消失,但农户可以花数年或数十年追求具体的目标,这种目标将伴以某种结果而告终。

大病冲击下的农户可持续生计目标是最大限度降低大病对家庭生计的影响。医疗具有其自身的特性(Arrow,1963),它有别于一般的消费抑或投资行为,因此不妨将医疗支出看做是一种生产性消费。生产

① Chambers 和 Conway(1991)对传统上分析贫困问题的生产力视角、就业视角和贫困线视角提出异议,认为这三种视角具有工业化国家的印记,为便于测量而将问题简单化了。这些方法,对理解大部分农村地区复杂和多样的现实是不适合的。

性消费的特点是通过一定投入,未来可能获得的收益增大,因此生产性消费的未来消费水平不仅不会下降,还很有可能提高。为了满足生产性消费需要,农户往往会节约其他方面的消费开支。医疗支出会抑制其他方面的支出,但对未来收入增加有正面影响,这一作用与教育支出类似。但医疗支出与教育支出对收入的贡献存在不同渠道,医疗支出一方面能够提高个体的劳动生产率,一方面能延长个体的可工作年龄,增加了有效劳动的数量。大病农户的就医决策中既包含着动机的成分,也包含目标成分。大病农户就医决策动机是暂时的、机动性的,而就医决策的目标是稳定的、持久的,是根据家庭内外部环境所作出的最优选择。大病农户的就医行为,既考虑就医支出这种生产性消费,也考虑家庭其他方面的支出,它追求的正是效用最大化的可持续生计目标。

二、大病农户的多目标决策行为系统

农户的行为决策事实上具有多目标性。多目标决策的农户研究,能够更真实地反映农户的决策情况。囿于已有的农户理论,以往的研究并未太多关注农户行为的多目标性,但近年来农户决策的多目标性(multi-criteria decision making, MCDM)逐渐受到重视(Harper & Eastmen,1980;Sumpsi & Amador, 1997)。一般认为多目标的决策理论能更真实地描述和预测农户的行为(Berbel & Rodriguez-Ocana,1998;Gómez-Limón & Arriaza,2004; Riesgo & Gómez-Limón,2006)。从经典农户理论看,农户除了传统的利润最大化目标外,还应同时考虑诸如规避风险、减少家庭劳动力投入等目标(刘莹、黄季焜,2010)。从农户行为目标内容看,农户目标可以根据内容进行分类而形成多个决策目标,农户的决策目标可包括家庭生活决策目标、农业交易经营决策目标、土地所有权决策目标,其中医疗健康的决策属于家庭决策系统中的决策(Farmar-Bowers & Lane,2009)。对于大病农户来说,就医行为、农业经营、非农工作、户内事物、儿女教育等多个次级目标系统构成了农户的决策目标系统(Farmar-Bowers & Lane,2009)。农户在不同的次级系统决策中使用不同的标准,他们以技术、资金为其决策寻找依据,又以公平性、保护性、支持性和一致性为家庭事务决策寻找依据。邓大才(2006)从经济层面划分农户决策目标的三个层次:生存需求目标、货币需求目标和利润需求目标。生存需求目标由生存压力决定,货币目标由货币支出压力决定,利润目标由经营压力决定,三个层次的行为目标分别与家庭不同经济约束条件相对应,受到家庭不同约束条件所制约。

因为大病冲击具有不确定性,农户的大病风险管理能力也十分有限。健康目标虽然也属于农户众多的决策目标之一,但没有遭遇大病的农户往往将健康目标放在较为不重要的位置,直到遭遇大病时,健康目标才重新成为农户的重要决策目标。农户的决策可以同时追求多个目标,但某个系统内的目标可能是整合的,也可能是冲突的。大病农户的就医目标往往跟其他的生计目标存在冲突,比如与改善住房的目标。姚兆余和张娜(2007)的一项调查,发现农村居民的就医目标中,63.0%的人选择“恢复健康”、“一定要治好”;23.3%的人选择“控制住病情就行”;13.7%的人选择“没想过结果”。由此可见,大病农户事实上并不会将所有生计资本投入到健康目标的追求中去。在各种相互竞争的生计目标中,大病农户不可能为了某个目标而放弃其他所有的目标,大病农户的决策就是给各个目标设置合理的权重,寻找合理的就医行为。

第二节　住房改善目标与健康目标的实证考察

一、居住和健康是相互竞争的生计目标

在相当部分地区,农户的温饱问题已经基本解决,农户的支出结构向更高层次转变,进入“小康型支出”阶段。改革开放以来,农村居民

居住支出占消费性支出的比重明显高于城镇居民，大多数年份高出一倍多（杨蕙馨，吴炜峰，2009）。民间流传着这样的说法："小康不小康，关键看住房。"随着农村社会经济的发展，近年来农户改善住房的支出增长速度加快，住房支出成为农户的重要支出项目。2011 年全国农村居民人均居住消费支出 961.45 元，湖北省为 1077.19 元，高于全国平均水平；而 1978 年全国人均的居住消费只有 12 元，可见住房消费支出增长迅速。居住支出与医疗保健支出一起，在农村居民的消费结构中所占比重明显增加①（表 3-1）。

表 3-1　农村居民居住和医疗保健消费支出占消费支出比重

年份（年）	1990	1995	2000	2005	2010	2011
居住支出比重（%）	17.34	13.91	15.47	14.49	19.06	18.40
医疗保健支出比重（%）	3.25	3.24	5.24	6.58	7.44	8.40

资料来源：《中国统计年鉴（2012）》。

农户的可持续生计目标既包括追求身体健康，也包括提高居住条件。在农户的多目标决策系统中，当然不仅仅只有这两个目标，但为了方便起见，这里只考虑农户的身体健康目标和居住目标这两者的关系。住房改善是当前农户的一个重要生计目标，大病冲击对农户的住房改善目标势必造成冲击。可以预计，大病风险对农户的住房这一耐用品的支出存在影响，因为改善居住条件和追求身体健康，在有限的资源约束下，这两者是相互竞争的生计目标。改善居住条件是农户的生计目

---

① 居住和医疗的支出，在一般的统计年鉴中都将其作为消费支出进行统计。实际上，消费和投资经常很难作科学的区分。改善居住条件满足了自身欲望，同时居住条件的改善也促进了身体健康，而医疗支出也同样通过改善身体状况，成为人力资本的投资。由于也可以看做是人力资本的居住和医疗在严格意义上不属于消费，按照萨伊曾经提出的生产性消费、非生产性消费概念，这里不妨将居住和医疗看作是农户的生产性消费。但行文中尽量使用居住支出和医疗支出这一比较中性的表达方法。

标之一,住房支出情况则是农户的一种生计结果。我们将以住房改善作为切入点,研究大病对农户住房支出这一生计结果的影响。

二、有无大病的农户居住条件比较

居住条件的等级水平,一般与房屋的造价成正相关关系,但由于房屋修建年份差别很大,不同年份建造而价格相同的房屋质量又存在较大差别。因此在调查中,主要从房屋结构和材料对居住条件进行调查,房屋结构主要考察的是房屋的楼层数量,房屋材料主要考察的是墙体材料、房顶材料、地面材料这 3 个方面的取材。农户修建的房屋可能同时采用多种建筑材料,这里只考察最主要的房屋用材。本部分使用的数据主要来自农户结构性问卷快速调查数据。

(一)楼层数量比较

在传统农村,农户居住的房屋都是独门独户的。调查中将受访农户自己所拥有的住房房屋结构按楼层数量分为一层、二层、三层以上 3 种类型。一层结构指的是非楼房的房屋,二层结构指的是房屋中间以木、钢筋混凝土、组合楼板等作为间隔,两层皆可以生活起居的房屋,三层以上结构指的是三层以及多层的楼房。调查样本中,住房为一层的农户在调查区域所占比例最大,占 78. 69% ,而居住三层以上楼房的农户在调查区域所占比例只有 1. 71% 。以户内是否有成员患病进行分组,农户住房的楼层数量如表 3-2 所示。通过 Pearson 卡方检验,卡方值为 22. 632, p 值为 0. 000,总体说明有无大病的农户住房楼层数量存在差异。从表 3-2 可以看出,有大病的农户居住房屋为一层的比例为 81. 40% ,高于无大病农户的 74. 09% ,而有大病的农户二层和三层以上住房比例小于无大病的农户,其中无大病的农户居住二层和三层以上房屋的比例分别为 23. 78% 和 2. 13% ,而有大病的农户的比例分别只有 17. 14% 和 1. 46% 。

表 3-2　有无大病的农户住房楼层数量比较

		一层	二层	三层以上	总计
有大病	户数(户)	1558	328	28	1914
	比例(%)	81.40	17.14	1.46	100.00
无大病	户数(户)	835	268	24	1127
	比例(%)	74.09	23.78	2.13	100.00
合计	户数(户)	2393	596	52	3041
	比例(%)	78.69	19.60	1.71	100.00

注:调查样本中有 2 个农户的房屋楼层数量情况存在缺失。

(二)房屋墙体材料比较

受访农户的房屋墙体主要材料包括竹木、土坯或夯土墙、砖砌体、水泥块、粗石料等。竹木墙体是指用木柱作为承重结构的墙,除了木柱作为承重,一般还以竹片和木板作为墙面。土坯墙指的是使用方形黏土块砌成的墙,在农村地区农户选取土质较好的泥土,和上水、秸秆或毛发,然后切成长方体形状,晾晒干透后可用作盖房子的方形黏土块;夯土墙的材料与土坯墙一样,但从工艺上说是使用夯土方法进行筑墙。砖砌体是指用砖和水泥砂浆砌筑成的整体材料,调查区域使用的墙砖一般包括黏土砖和水泥砖。砖砌体是一种较为现代的筑墙方法,农村住房普遍存在的砖混结构房屋就使用砖砌体方式砌墙。近年来随着城市化的推进,房屋拆迁并不少见,水泥块墙是指旧房拆迁所形成的水泥块等建筑废料被农户重新利用作为砌墙材料的墙体。粗石料指的是未经加工的不规则石材,使用这种石料砌成的墙称为毛石墙。采用水泥块和粗石料砌墙对农户来说具有就地取材的优势。调查样本中,住房墙体材料为砖砌体的农户比例最大,为 67.97%,其次为土坯或夯土墙,比例为 28.21%,竹木、水泥块和粗石料作为墙体材料的农户比例较小。有大病和无大病农户的住房墙体材料情况如表 3-3 所示,通过 Pearson 卡方检验,卡方值为 17.393,p 值为 0.001,总体说明有无大病的农户住房墙体材料存在差异。无大病的农户住房为土坯或夯土墙的比例为24.87%，而有大病的农户为30.18%；无大病的农户住房为砖砌体的比例为70.87%，而有大病的农户只有66.27%。

表3-3　有无大病的农户住房墙体材料比较

		竹木	土坯或夯土墙	砖砌体	水泥块	粗石料	总计
有大病	户数(户)	14	577	1267	13	41	1912
	比例(%)	0.73	30.18	66.27	0.68	2.14	100.00
无大病	户数(户)	8	280	798	20	20	1126
	比例(%)	0.71	24.87	70.87	1.78	1.78	100.00
合计	户数(户)	22	857	2065	33	61	3038
	比例(%)	0.72	28.21	67.97	1.09	2.01	100.00

注：调查样本中有5个农户的房屋墙体材料情况存在缺失。

（三）房屋屋顶材料比较

受访农户的房屋屋顶主要材料包括使用茅草、草泥、新型瓦、水泥板、黏土瓦等。茅草屋顶的主要材料是茅草，一般在建好的茅草屋顶上洒上石灰粉，可以起到防虫防火的作用。草泥屋顶是以木柱为骨架，抹以草泥的屋顶。这里的新型瓦主要包括水泥瓦、石棉瓦和彩钢瓦等。黏土瓦是以黏土为主要原料，经泥料处理、成型、干燥和焙烧而制成的瓦片。新型瓦片目前的质量和价格参差不齐，并不能简单认为新型瓦片的质量比传统的瓦片质量好，不过随着对黏土瓦环境破坏的认识与国家法规的禁用，新型瓦片某种程度上替代黏土瓦是一种趋势。水泥板是以水泥为主要原材料加工生产的一种建筑平板。调查样本中，屋顶材料为黏土瓦的农户比例达到68.24%，水泥板做屋顶材料的农户比例为29.49%，使用茅草、草泥、新型瓦片做屋顶材料的农户比例较小。有大病和无大病农户的屋顶材料情况如表3-4所示，由于存在40%的单元格的期望值小于5，使用似然比检验。通过似然比值检验，似然值比率为22.403,p值为0.000,总体说明有无大病的农户住房屋顶材料存在差异。有大病的农户使用黏土瓦的比例高于无大病的农户,比例分别为71.28%和63.09%;相反,有大病的农户使用水泥板作为屋顶材料的比例低于无大病的农户,比例分别为26.68%和34.25%。

表3-4 有无大病的农户住房屋顶材料比较

		茅草	草泥	新型瓦片	黏土瓦	水泥板	总计
有大病	户数(户)	1	35	3	1365	511	1915
	比例(%)	0.05	1.83	0.16	71.28	26.68	100.00
无大病	户数(户)	1	25	4	711	386	1127
	比例(%)	0.09	2.22	0.35	63.09	34.25	100.00
合计	户数(户)	2	60	7	2076	897	3042
	比例(%)	0.07	1.97	0.23	68.24	29.49	100.00

注:调查样本中有1个农户的屋顶材料情况存在缺失。

(四)房屋地面材料比较

受访农户的房屋地面主要材料包括泥土、水泥、瓷砖、黏土砖、石板、木板。泥土地面是最简陋的地面处理方式,只是将室内地面泥土压实而已。水泥地面是用水泥砂浆浇注的地面。瓷砖地面是指在室内地面铺贴瓷砖。黏土砖地面是指使用砌墙材料黏土砖铺垫地面。石板在调查区域主要指将当地石料进行简单切割而作为一种地砖,每块石板的规格尺寸并不一致,表面也比较粗糙。木板在调查区域主要指农户就地取材制作的木板地面,并非指现代房屋装修中表面光滑整齐的木地板。调查样本中,室内为泥土地面的农户占47.60%,而水泥地面的农户为49.70%,以瓷砖、黏土砖、石板和木板为地面材料的农户比例较小。有大病和无大病农户的住房地面材料情况如表3-5所示,通过Pearson卡方检验,卡方值为16.977,p值为0.005,总体说明有无大病的农户住房地面材料采用存在差异。有大病的农户地面材料为泥土的比例高于无大病的农户，比例分别为 50.08% 和 43.39%；与之相反，有大病的农户地面材料为水泥的农户低于无大病的农户，比例分别为 47.05% 和 54.21%。

表 3-5　有无大病的农户住房地面材料比较

		泥土	水泥	瓷砖	黏土砖	石板	木板	总计
有大病	户数(户)	959	901	21	26	7	1	1915
	比例(%)	50.08	47.05	1.10	1.36	0.37	0.05	100.00
无大病	户数(户)	489	611	10	16	1	0	1127
	比例(%)	43.39	54.21	0.89	1.42	0.09	0.00	100.00
合计	户数(户)	1448	1512	31	42	8	1	3042
	比例(%)	47.60	49.70	1.02	1.38	0.26	0.03	100.00

注：调查样本中有 1 个农户的地面材料情况存在缺失。

三、大病发生前后的住房消费比较

由于一个农户家庭里有可能不止一个成员患大病，这里以任一病患最早的发病年份作为农户的大病发生年份。在 1915 个大病农户样本中，能确定大病发生年份的农户为 1897 个，不能确定大病发生年份的农户为 18 个，这 18 个农户共涉及 48 个病例。而在住房修建时间的变量中，能确定住房修建年份的农户为 1872 个，不能确定的农户为 43 个。大病发生年份和住房修建年份同时都能确定的农户为 1855 个。这里将以大病农户的发病年份为时间分割点，比较分析大病农户的住房消费情况。在大病发生后建房的农户占所有大病农户比例只有 22.75%，而 74.07% 的农户房屋修建于大病发生前（表 3-6）。相当部分农户可能由于家庭成员大病而延缓了新建住房的目标，大病发生后修建房屋的农户中，农户从发生大病到修建住房时间，平均间隔为

12.64年。

表3-6　农户大病发生前后的住房消费

	户数(户)	比例(%)
大病发生年份修建	59	3.18
大病发生前修建	1374	74.07
大病发生后修建	422	22.75
总计	1855	100.00

在大病农户中,住房建于1980年及以前年份的比例为31.41%,建于1990年及以前年份的比例为59.83%,建于2000年及以前年份的比例为82.75%,而无大病农户在这些年份及其以前的相应比例分别为26.77%、55.06%、77.89%,这说明有大病的农户住房相比无大病农户住房更陈旧(表3-7)。

表3-7　有无大病的农户住房修建时间

修建年份	有大病农户(%)	无大病农户(%)
1980年及以前	31.41	26.77
1985年及以前	45.09	40.20
1990年及以前	59.83	55.06
1995年及以前	69.55	64.10
2000年及以前	82.75	77.89
2005年及以前	97.44	95.43

第四章　大病冲击下的农户灾难性生计负担分析

第四次国家卫生服务调查分析报告（卫生部统计信息中心，2009）指出，疾病或损伤引致贫困存在两个路径，第一个路径是导致劳动力短期或长期失去劳动能力，家庭因劳动力丧失而导致贫困，第二个路径是因疾病或损伤的医疗支出导致贫困。该调查显示，病伤导致劳动力损失所致的贫困占所有贫困家庭的 25.3%，农村的这一比例则是 28.1%；治疗病伤的医疗费用所致的贫困占所有贫困家庭的 9.2%，农村的这一比例则是 9.7%。而高梦滔和姚洋（2005）同样认为，大病冲击对家庭收入能力的影响主要表现为：病患一段时间内劳动能力的减少或者家庭成员由于照料病患导致劳动时间的减少；大额医疗支出导致生产设备投资减少，甚至导致家庭中年轻成员教育投资的较少。因此从大病医疗支出和劳动力损耗状况两个角度研究大病农户的灾难性生计负担，具有重要的意义。本章将从大病对农户生计的破坏，以及脆弱性和灾难性关系的角度，理论上分析大病农户生计脆弱性。接着，从多个角度分析大病农户的灾难性医疗支出状况、灾难性广度和深度，构建灾难性医疗支出指数、平均差距指数和相对差距指数。同时，从多个角度分析大病农户的灾难性劳动力损耗状况、灾难性广度和深度，构建灾难性劳动力损耗指数、平均差距指数和相对差距指数。

第一节　大病农户生计脆弱性理论分析

一、大病对农户生计的破坏

农户的生计包括能力、资产(物质和社会资源)与谋生活动三个方面。生计能力指人们能够做并且得以完成的某种基本技能(Sen,1981;1997)。萨塞克斯大学发展研究学院(IDS)除了认同Sen对能力的定义外,还认为生计能力包括人们能够成功应对压力和冲击①,寻找和利用生计渠道,在逆境中能够积极适应,并且在获得资产、能力和机会的过程中更少受到不平等优待。农户的生计资产包括有形的和无形的资产,贮存品(stores)和资源品(resources)是农户所支配的有形资产,而要求权(claims)和进入权(access)则是家庭的无形资产②(Chambers & Conway,1992)。农户除了有形资产和无形资产外,还需要使用劳动力、技术、知识和创造性,以构建多种多样的生计,这就是农户生计的谋生活动。农户的技术和知识可能源于家庭传承,也可能来源于教育和培训,以及来自于经验积累和创新发明。农户从事生计活动的产出,一部分用于即时消费,一部分通过短期和长期储存后消费,而另一部分则用于资产的投资。农户的投资基于自身生产的剩余,投资的目的在于增强和获取资源品,获得更多的要求权和进入权,以及提高生计能力。资

---

① 生计压力是持续的、累积的、可预期的痛苦,而生计冲击是突然的、不可预期的创伤。影响整个社区的生计冲击包括战争、干旱、风暴、洪水、火灾、饥荒、作物病虫害、人类疾病、市场崩溃,而影响个人和家庭的生计冲击包括意外事故、突发疾病、家庭成员或贵重牲畜死亡、偷盗、火灾或其他灾难导致财产灭失,以及失去工作。可持续生计能够应付压力和冲击,维持和增强能力和资产,同时不对自然资源基础造成损害。

② 贮存品既包括食物、金银首饰、纺织品等有价值的东西,也包括资金储蓄;资源品包括土地、水资源、林木和牲畜、农田设备、农业工具、家庭用具;要求权指物质、道德和其他各种实质支持的诉求得到主张的权利;进入权则指使用资源品、贮存品或服务,以及获取信息、物质、就业、食品和收入的机会。

源品的投资(比如改良农田、购买交通工具)、要求权的建立(比如结婚和送礼)、信息进入权(比如购买收音机或接受教育)、能力的投资(比如教育、培训、当学徒)的最终目的都是为了提高农户的资产和能力。

大病对农户来说是一种外在的生计冲击,具有突然性和不可预期性。大病冲击无疑对农户以及病患个人的生计造成破坏,这种破坏包括通过损害病患个体健康从而降低其生计能力、通过大量医疗支出而减少家庭资产存量、通过影响病患的活动能力和家庭成员的疾病照料而减少农户的谋生活动。

二、大病农户的脆弱性与灾难性

脆弱性(vulnerability)原意是指物体易受攻击、易受伤和被损坏的特性。灾害的破坏性不仅取决于灾害本身的强度,它还取决于受冲击对象面对各类灾害的应对能力和脆弱性,而且这种脆弱性在灾害的强度与规模越大时,就可能越显突出。脆弱性不仅是灾难性形成的基本原因,而且脆弱性还具有放大灾害的作用。脆弱性这一概念最初被用于生态学的灾害评估中(白永秀、马小勇,2008),但随着学者们对农户生计状况的日益关注,生计脆弱性被应用于农户生计的分析中,并形成农户生计分析中独有的生计脆弱性理论框架。“脆弱性”是灾难形成的根源,灾难是社会脆弱性的体现(Wisner,2004)。

农户生计脆弱性是指农户遭受风险的可能以及遭受风险而导致财富损失或生活下降到某种水平的可能,是遭受打击的可能以及农户抵御风险的现实和潜在的能力(李小云等,2007)。脆弱性的存在可能使农户轻微的收入和支出波动成为暂时的生计负担,而一旦外部冲击引起收入和支出的严重波动,则可能使农户丧失物质资本和人力资本,并陷入长期的生计灾难。疾病的轻重和影响程度与现代医学水平密切相关。随着医疗技术的提高,某些原来能够形成致命打击的疾病的预后可能变得不再可怕,相应的家庭医疗支出和照料成本都会大幅降低。

然而疾病是否对家庭形成灾难性打击，不仅仅与现代医疗技术和医疗成本有关，而且与家庭本身的脆弱性因素密切相关。大病冲击对农户生计造成的影响程度大小，很大程度取决于农户的生计脆弱性情况。当大病降临到具有生计脆弱性的农户头上时，便可能形成灾难性的生计影响。越是具有脆弱性的农户，在大病冲击之下越可能陷入灾难性的境地。

大病除了对病患身心造成直接的危害外，还对整个家庭造成资金、照料、心理、社会关系等负担。而大病对农户的医疗支出和劳动力损耗造成的负担是最为普遍的问题。家庭资金支付能力和劳动力拥有量是决定家庭在大病冲击下是否脆弱的主要因素，因此研究疾病引致的医疗支出和劳动力损耗能够解释农户抵抗大病风险的能力。疾病灾难性指的是疾病导致的后果十分严重，严重后果某种程度上是一种主观判断，本研究的任务是试图将这种主观判断进行相对客观的界定。因此本章第二节和第三节将根据相关文献，对灾难性医疗支出和灾难性劳动力损耗进行界定，并深入剖析灾难性的发生率及其影响深度。

第二节　大病引致的灾难性医疗支出状况分析

本章内容所使用的分析数据来自红安县的农户结构性问卷快速调查数据。红安县位于鄂东北大别山南麓，邻接河南省，县城距武汉 80 公里，距黄州 130 公里。全县国土面积 1789 平方公里，辖 10 个镇，1 个乡，1 个国有农场，共有 397 个村民委员会、3783 个村民小组。境内均为半山半丘陵地区，地势北高南低，最高海拔 840 米，最低 30 米。2010 年全县人均地区生产总值 10948 元，农民人均纯收入 3663 元。根据《中国农村扶贫开发纲要（2011—2020 年）》，按照“集中连片、突出重点、全国统筹、区划完整”的原则，在已有西藏、四省藏区、新疆南疆三地州的基础上，增加划定了11个集中连片特殊困难地区，共形成14个片区、包括680个贫困县。红安县名列其中，地域上属于大别山片区贫困县。从表4-1和表4-2可以大致看出，农业在红安县占有重要的基础地位，占人口比重80%以上的农民收入水平较低，在收入结构中，农民的农业经营收入占最大比重。

表4-1　红安县2000—2008年主要社会经济发展指标

年份	2000	2001	2002	2003	2004	2005	2006	2007	2008
GDP(现价)(亿元)	20.24	21.40	22.83	24.37	26.83	28.93	31.70	37.67	—
其中:第一产业(亿元)	6.79	6.71	7.31	8.05	9.41	9.46	9.76	11.39	—
人均GDP(现价)(元)	3374	3560	3793	4041	4435	4765	5206	6250	—
年末总人口(万人)	60.00	60.10	60.20	60.30	60.50	60.70	60.60	65.67	—
其中:农村人口(万人)	—	—	—	—	53.76	54.36	54.83	54.89	—
农民人均纯收入(元)	1921	1662	1789	1906	2165	2214	2328	2736	3096
农民人均生活费总支出(元)	1616	1393	1613	1657	1727	1993	2063	2744	2818

资料来源：根据历年《黄冈统计年鉴》整理，部分数据存在缺失。

表4-2　2006年红安县农村居民收入结构

	人均纯收入	工资收入	家庭经营收入	其中:种植业纯收入	财产收入	转移收入	现金纯收入	实物纯收入
金额(元)	2327.97	944.74	1348.42	1161.97	4.45	30.36	1460.13	867.84
占纯收入(%)	100.00	40.58	57.92	49.91	0.19	1.30	62.72	37.28

资料来源：根据《黄冈统计年鉴(2006)》整理。

一、灾难性医疗支出含义及衡量方法

世界卫生组织给出了"灾难性医疗支出"的定义，认为在一个公平合理的医疗融资体系中，个人支付的卫生支出(out-of-pocket expenditure，OOP）不应当对个人或家庭的消费结构产生严重影响，如导致减少个人或家庭的食物、住房或子女教育支出减少等。[①] 当一个家庭医疗支出大于家庭非食品消费支出的40%，就被认为出现了灾难性医疗支出（World Health Organization，2009）。但在实际运用中，往往采用家庭支付能力或收入水平来代替家庭非消费支出（朱铭来、宋占军，2012；左延莉等，2008）。家庭消费或家庭支出被认为是衡量灾难性医疗支出的最优选择，但由于数据可获得性，可以使用家庭收入代替家庭消费，不同点在于家庭收入不如家庭消费数据稳定，容易受额外收入影响（陶四海等，2004）。灾难性医疗支出的精确计算方法可以表达如下：

$$cata = 1 \quad \text{if} \frac{OOP}{ctp} \geqslant 0.4$$

$$cata = 0 \quad \text{if} \frac{OOP}{ctp} < 0.4$$

其中 $cata$ 为灾难性医疗支出，ctp 为家庭支付能力，若 $cata = 1$ 则表示该家庭发生了灾难性医疗支出；$cata = 0$ 则表示未发生灾难性医疗支出。

按照灾难性医疗支出的界定，本章认为当纯收入法医疗支出指数或者消费法医疗支出指数超过0.4，则认为农户陷入灾难性医疗支出困境。灾难性医疗支出发生率反映的是灾难性医疗支出的广度，借鉴Sun 等（2009）的做法，还可以通过灾难性医疗支出的平均差距和相对差距来反映大病对家庭经济的影响深度。平均差距反映的是灾难性在该样本农户中的灾难深度，而相对差距反映的是灾难性在陷入灾难性

① 灾难性医疗支出这一概念目前已经被应用于官方的政策文件中，如2012年8月，六部委出台了《关于开展城乡居民大病保险工作的指导意见》，该文件提出“城乡居民大病保险，是在基本医疗保障的基础上，对大病患者发生的高额医疗费用给予进一步保障的一项制度性安排”，该文件旨在通过大病保险制度“避免城乡居民发生家庭灾难性医疗支出”。

医疗支出困境样本农户中的灾难深度。对于本书,灾难性医疗支出的平均差距和相对差距的精确表达如下:

平均差距 = $\sum$(医疗支出指数 - 0.4)/大病农户数

相对差距 = $\sum$(医疗支出指数 - 0.4)/灾难性医疗支出农户数

二、住院支出状况

受访农户中有1915个大病农户,大病农户占受访农户的62.93%,大病总人数为2839人,户均大病人数为1.48人。住院的病患为489人,住院人数占患病人数的17.22%;涉及住院的农户数量为449个,占大病农户的23.45%;住院大病农户的户均住院人数为1.09人,所有大病农户的户均住院人数为0.26人(表4-3)。

表4-3 受访大病农户的住院情况

住院人数(人)	489
住院农户(户)	449
住院人数占大病农户患病人数(%)	17.22
住院农户占大病农户(%)	23.45
住院农户的户均住院人数(人)	1.09
大病农户的户均住院人数(人)	0.26

图4-1为489个住院病患的医疗费用支出直方图,这里指的医疗费用包括挂号费、医药费、检查费、治疗费、床位费等院方所收取的费用,直方图总体上呈右偏陡峭分布状态。医疗费用的平均支出为5673.06元,第一个四分位数(Q1)的费用为1200元,第二个四分位数(Q2)的费用为2200元,第三个四分位数(Q3)的费用为5000元。医疗费用大于等于5000元的病患达到26.20%,最高费用达到15万元。

住院费用的另一部分来自住院期间的车旅费、营养费、陪护费等非

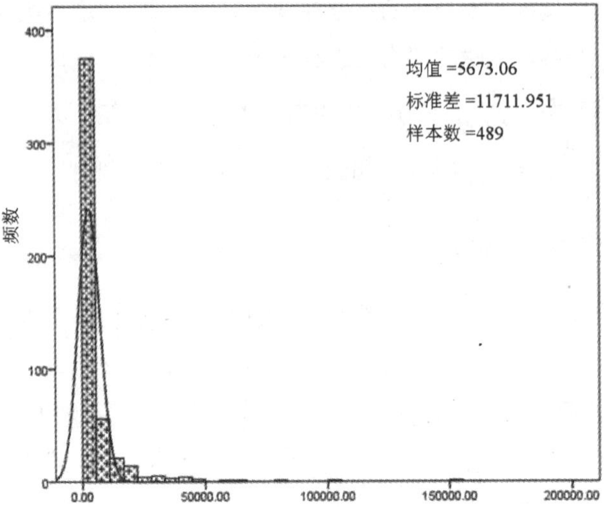

图 4-1　全年病患住院的医疗费用支出

医疗费用支出。图 4-2 为 489 个住院病患的非医疗费用支出直方图，直方图呈右偏陡峭分布状态。非医疗费用的住院支出人均为 527. 20 元，第一个四分位数（Q1）的费用为 50 元，第二个四分位数（Q2）的费用为 200 元，第三个四分位数（Q3）的费用为 500 元。医疗费用大于等于 500 元的病患达到 29. 90%，最高费用达到 10000 元。

将住院的医疗费用支出和非医疗费用支出进行合并，然后分户汇总，得到 449 个住院大病农户的住院支出情况。住院农户的户均住院支出情况直方图如图 4-3 所示，总体上呈右偏陡峭分布状态，住院农户的户均住院支出为 6752. 61 元，第一个四分位数（Q1）的支出为 1400 元，第二个四分位数（Q2）的费用为 2800 元，第三个四分位数（Q3）的费用为 6135 元。医疗支出大于等于 5000 元的农户达到 30. 1%，最高支出达到 16 万元。

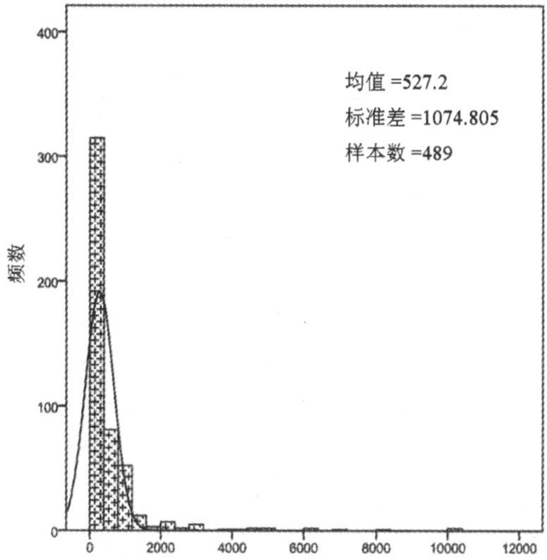

图 4-2　全年病患住院的非医疗费用支出

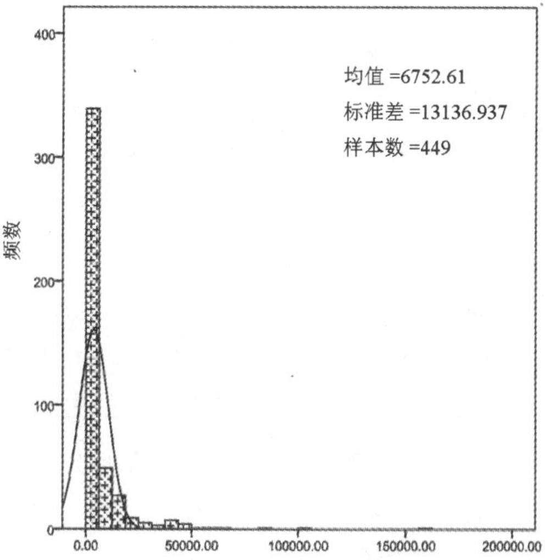

图 4-3　全年农户住院的住院支出

三、门诊支出状况

到门诊就诊的病患数量为1839人，占患病人数的64.78%。涉及门诊的户数为1420户，门诊农户占大病农户的74.15%。门诊大病农户的户均门诊人数为1.30人，所有大病农户的户均门诊人数为0.96人。

表4-4 受访大病农户的门诊情况

门诊人数(人)	1839
门诊人次(次)	9135
门诊农户(户)	1420
门诊人数占大病农户患病人数(%)	64.78
门诊农户占大病农户(%)	74.15
门诊农户的户均门诊人数(人)	1.30
大病农户的户均门诊人数(人)	0.96

虽然门诊人数为1839人，但调查中门诊费用支出数据存在少量缺失，实际只有1811个门诊患者的门诊费用是清楚的。图4-4为这1811个门诊患者的门诊费用支出直方图，总体上呈严重的右偏陡峭分布状态，门诊病患的人均门诊支出为1003.42元，第一个四分位数(Q1)的支出为200元，第二个四分位数(Q2)的费用为500元，第三个四分位数(Q3)的费用为1000元。医疗支出大于等于1000元的病患达到30.0%，最高支出达到8万元。

将门诊的医疗费用分户汇总，得到门诊大病农户的住院支出情况。涉及门诊的户数为1420户，但由于数据存在少量缺失，实际得到1393个农户的门诊支出情况。图4-5为全年门诊农户的门诊费用支出直方图，总体上呈非常严重的右偏陡峭分布状态。门诊农户的户均门诊支出为1304.52元，第一个四分位数(Q1)的支出为250元，第二个四分位数(Q2)的费用为600元，第三个四分位数(Q3)的费用为1400元。医疗支出大于等于1400元的农户达到25.3%，最高支出达到86000元。

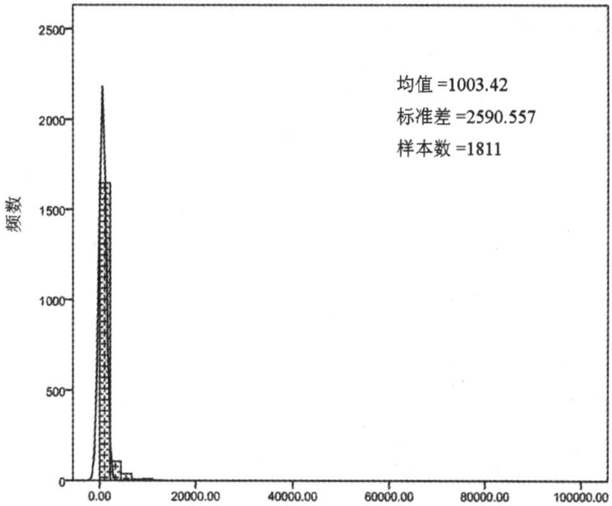

图 4-4　全年病患门诊的医疗费用支出

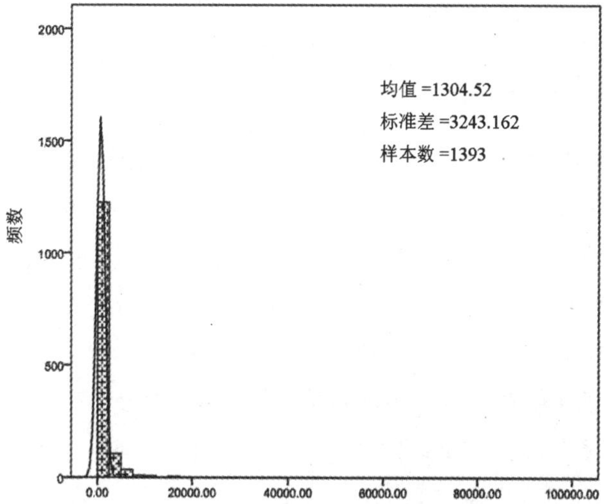

图 4-5　全年农户门诊的医疗费用支出

四、自我治疗支出状况

自我治疗的支出包括自己购买药物治疗、宗教仪式治疗、巫术迷信方法的支出。到门诊就诊的病患数量为 813 人，占患病人数的 28.64%。涉及自我治疗的户数为 302 户，自我治疗农户占大病农户的 15.77%。门诊大病农户的户均门诊人数为 1.30 人，所有大病农户的户均门诊人数为 0.96 人。

表 4-5　受访大病农户的自我治疗情况

自我治疗人数(人)	813
自我治疗农户(户)	302
自我治疗人数占大病农户患病人数(%)	28.64
自我治疗农户占大病农户(%)	15.77
自我治疗农户的户均自我治疗人数(人)	2.69
大病农户的户均自我治疗人数(人)	0.42

图 4-6 为这 813 个门诊病患的自我治疗支出直方图，总体上呈右偏陡峭分布状态，自我治疗病患的人均门诊支出为 552.96 元，第一个四分位数(Q1)的支出为 100 元，第二个四分位数(Q2)的费用为 220 元，第三个四分位数(Q3)的费用为 600 元。自我治疗支出大于等于 600 元的病患达到 26.1%，最高支出达到 25000 元。

从户的角度看，图 4-7 为全年农户自我治疗支出直方图，总体上呈右偏陡峭分布状态。门诊农户的户均门诊支出为 666.47 元，第一个四分位数(Q1)的支出为 120 元，第二个四分位数(Q2)的费用为 300 元，第三个四分位数(Q3)的费用为 700 元。自我治疗支出大于等于 700 元的农户达到 25.2%，最高支出达到 25000 元。

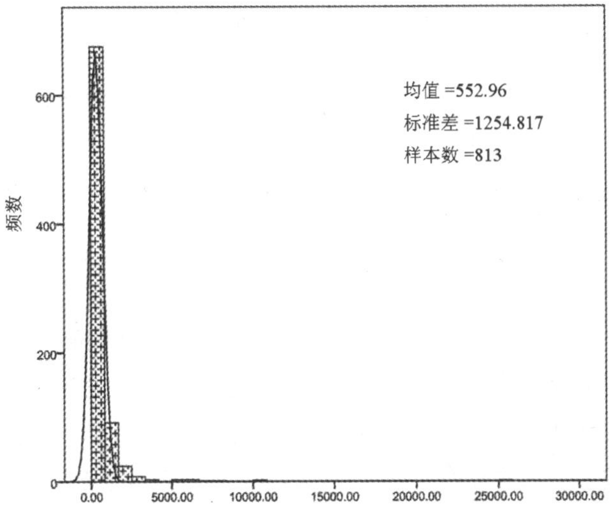

图 4-6　全年病患自我治疗的费用支出

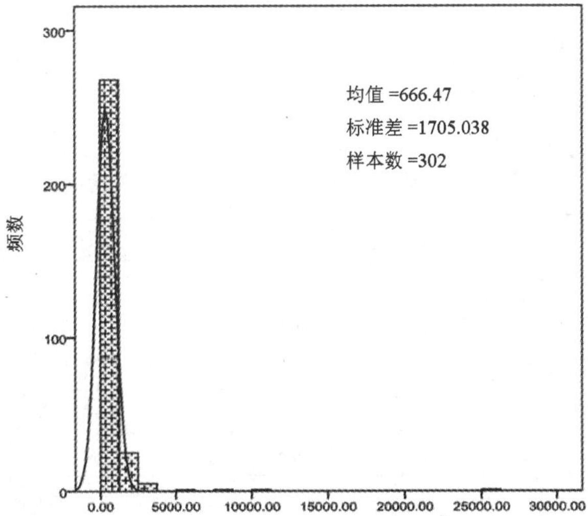

图 4-7　全年自我治疗农户的费用支出

五、不同就医方式的医疗支出状况比较

将大病农户的住院支出、门诊支出和自我治疗费用支出按户加总，构成全年每个农户的医疗支出。在医疗支出加总时，将看过门诊但门诊费用缺失的27个农户支出值用门诊支出的均值进行替换，这样处理的目的是为了区分虽患有大病但是没有现金医疗支出的农户。

1915个大病农户的户均医疗支出2655.67元，但标准差也比较大，达到7874.83元，说明不同农户的医疗支出存在较大差异（表4-6），从分位数情况看，约有25%的大病农户医疗支出大于等于2200.00元。进一步发现1915个大病农户中有437个农户虽然存在家庭成员患病，但却没有任何医疗现金支出。这部分大病农户没有发生医疗支出的原因可分为两种，一是没有就医治疗，二是虽然去看病但没有接受治疗或购买药物。暂时将这437个农户排除在外，则其户均医疗支出为3440.88元，标准差变得更大，说明不同农户的医疗支出差异变得更大。此外，第三个四分位数（Q3）上升为3000.00元，约有25%的农户医疗支出大于等于3000.00元（表4-6）。

表4-6　大病农户所有医疗支出及其分布情况

	所有大病农户	发生医疗支出的大病农户
户数（户）	1915	1478
均值（元）	2655.67	3440.88
中位数（元）	700.00	1200.00
众数（元）	0.00	1000.00
标准差（元）	7874.83	8812.33
Q1（元）	80.00	500.00
Q2（元）	700.00	1200.00
Q3（元）	2200.00	3000.00

从1915个大病农户医疗支出的结构看，住院支出所占比重最高，其中住院医疗费用支出占76.89%，住院非医疗费用支出占7.15%，两项加总达到84.04%。而门诊费用支出所占比重为14.05%，自我治疗所占支出比例最低，只有1.92%（图4-8）。

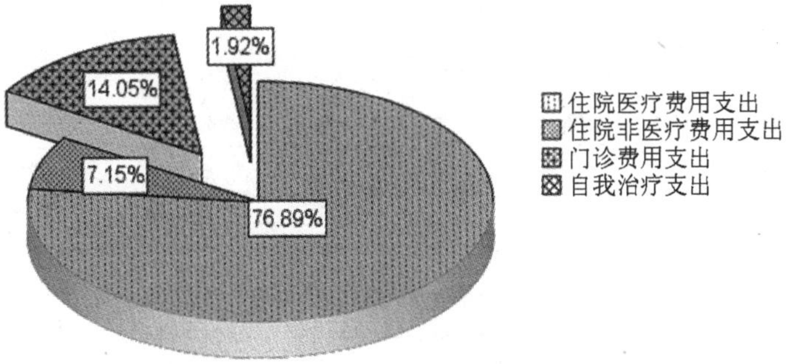

图4-8 大病农户医疗支出结构

六、不同经济状况农户的医疗支出状况比较

按经济状况将农户划分为比较富裕、略有节余、基本够用、有些困难、十分困难5组农户。随着经济状况变差，不同经济状况大病农户的大病比例递增（表4-7）。通过卡方检验表明不同经济状况农户的大病发生比例存在统计差异（$p=0.00$）。但不同经济状况大病农户发生医疗支出的比例都在70%～80%之间，通过卡方检验表明不同经济状况农户之间是否发生医疗支出没有显著性差异（$p=0.47$）。不同经济状况大病农户的医疗支出如表4-8所示，包括所有大病农户样本（1915个）和只包括发生医疗支出农户样本（1743个）的均值都表明，略有节余农户组的医疗支出最小，其次是比较富裕组农户；而医疗支出最大的是十分困难组农户。

表 4-7　不同经济状况农户的医疗支出发生率

经济状况	调查样本（户）	大病农户（户）	发生医疗支出（户）	未发生医疗支出（户）	大病农户占调查样本（%）	发生医疗支出占大病农户（%）
比较富裕	52	25	20	5	48.08	80.00
略有节余	344	171	133	38	49.71	77.78
基本够用	1212	690	530	160	56.93	76.81
有些困难	1065	731	576	155	68.64	78.80
十分困难	370	298	219	79	80.54	73.49
总计	3043	1915	1478	437	62.93	77.18

表 4-8　不同经济状况农户的医疗支出情况比较

经济状况	所有大病农户		发生医疗支出农户	
	均值（元）	标准差（元）	均值（元）	标准差（元）
比较富裕	1569.84	1838.07	1962.30	1859.28
略有节余	1387.15	2487.64	1783.48	2694.01
基本够用	1938.01	7230.02	2523.07	8161.16
有些困难	2453.27	5671.28	3113.44	6226.93
十分困难	5632.87	13575.18	7664.82	15343.47
总计	2655.67	7874.83	3440.88	8812.33

不同经济状况农户的医疗支出均值是否存在显著差异，需要进行多样本的两两比较。多样本的均值比较中采用方差分析优于两样本 t 检验，因为若在多样本均值比较中使用 t 检验会增加犯第一类错误的概率（丁士军、马志雄，2012）。首先对所有大病农户的样本进行检验（1915 户），根据经济状况将农户的医疗支出分为 5 组，首先进行方差齐性检验，莱文尼（Levene）统计量的 F 值为 36.534，$p = 0.000 < 0.01$，拒绝方差整齐假设，因此不适合采用等方差假定前提的均值两两比较方法。Welch 检验法和 Brown-Forsythe 检验法提供了非方差齐性情况

下整体均值是否相等的稳健方法。Welch 检验法的统计量为 9.28(p = 0.00 < 0.01),Brown-Forsythe 检验法的统计量为 15.29(p = 0.00 < 0.01),表明不同经济状况的医疗支出均值不等。由于不同经济状况农户数量不等,进一步采用了 Dunnet's T3 法进行非方差齐性假定下的均值多重比较,结果表明在 0.05 显著性水平下,多组不同经济状况的医疗支出均值存在统计差异。由表 4-9 看出,比较富裕组农户与十分困难组农户、略有节余组农户与有些困难组农户、略有节余组农户与十分困难组农户、基本够用组农户与十分困难组农户、有些困难组农户与十分困难组农户这 5 对比较组的医疗支出存在显著性差异。其中十分困难组农户与其他各组农户的医疗支出都存在差异。

进一步对只发生医疗支出大病农户的样本进行检验(1743 户),同样进行分组的方差齐性检验,莱文尼(Levene)统计量的 F 值为 10.22,p =0.000 <0.01,同样拒绝方差整齐假设,不适合采用等方差假定前提的均值两两比较方法。Welch 检验法的统计量为 10.22(p = 0.00 < 0.01),Brown-Forsythe 检验法的统计量为 17.42(p = 0.00 < 0.01),同样表明不同经济状况的医疗支出均值不等。采用了 Dunnet's T3 法进行非方差齐性假定下的均值多重比较,结果表明在 0.05 显著性水平下,不同经济状况医疗支出均值统计差异的结果与采用 1915 个样本的结果完全一致(表 4-9)。

表 4-9 不同经济状况农户医疗支出均值的多重比较

指标(I)	指标(J)	所有大病农户样本的平均差异(I - J)	发生医疗支出农户样本的平均差异(I - J)
比较富裕	略有节余	182.69	178.82
	基本够用	-368.17	-560.77
	有些困难	-883.43	-1151.14
	十分困难	-4063.03*	-5702.52*

续表

指标(I)	指标(J)	所有大病农户样本的平均差异(I-J)	发生医疗支出农户样本的平均差异(I-J)
略有节余	比较富裕	-182.69	-178.82
	基本够用	-550.86	-739.59
	有些困难	-1066.12*	-1329.96*
	十分困难	-4245.72*	-5881.34*
基本够用	比较富裕	368.17	560.77
	略有节余	550.86	739.59
	有些困难	-515.26	-590.37
	十分困难	-3694.86*	-5141.75*
有些困难	比较富裕	883.43	1151.14
	略有节余	1066.12*	1329.9613*
	基本够用	515.26	590.37
	十分困难	-3179.60*	-4551.38*
十分困难	比较富裕	4063.03*	5702.52*
	略有节余	4245.72*	5881.34*
	基本够用	3694.86*	5141.75*
	有些困难	3179.60*	4551.38*

注：*表示在0.05水平下差异显著。

七、不同经济状况医疗支出指数比较

以往对灾难性医疗支出的研究，主要是根据某一地区的平均医疗支出和平均消费指标进行计算。本节将使用单个农户数据而非汇总资料研究受访农户中属于灾难性医疗支出农户的情况。基于农户而非地区的灾难性医疗支出计算，可以避免平均数之下所掩盖的个体差异问题。由于不同家庭可能存在消费水平的较大差异性，如果以平均数进行研究，将存在低估现金卫生支出(OOP)占家庭非食品消费比重的危险，从而低估灾难性医疗支出家庭的发生率。理想的做法是根据每个农户的非消费支出医疗支出情况计算出每户的比重。但由于农户非消费性支出调查数据的可获得性存在困难,这里做了灵活处理。根据《黄冈统计年鉴》数据,2006 年红安农村居民人均纯收入为 2328 元,农村居民人均消费支出为 2066 元。由此结合农户家庭人口的数据,可以估算出每户的农户纯收入和农户消费支出。这里规定,农户医疗支出与农户纯收入的比值定义为收入法医疗支出指数;农户消费支出与农户纯收入的比值则定义为消费法医疗支出指数。

由表 4-10 可以看出,收入法医疗支出指数和消费法医疗支出指数的特征比较相似,十分困难组农户的两种医疗支出指数都是各组中最高的。不同农户组随着经济状况等级的下降,其医疗支出指数递增。十分困难组农户的指数标准差分别为 1.61 和 1.82,说明这类农户的医疗支出指数变异最大。需要指出的是,因为农户收入和消费是由全县人均纯收入和人均消费支出分别与农户家庭成员数相乘所得,而农户经济状况是由农户调查所得,这里经济状况的分组不存在内生性问题。

表 4-10 不同经济状况农户医疗支出指数比较

经济状况	农户数(户)	收入法医疗支出指数				消费法医疗支出指数			
		最小值	最大值	均值	标准差	最小值	最大值	均值	标准差
比较富裕	25	0.00	0.56	0.13	0.17	0.00	0.63	0.15	0.19
略有节余	171	0.00	2.00	0.14	0.24	0.00	2.26	0.16	0.27
基本够用	690	0.00	14.78	0.19	0.63	0.00	16.66	0.21	0.71
有些困难	731	0.00	6.55	0.24	0.53	0.00	7.38	0.27	0.60
十分困难	298	0.00	18.26	0.61	1.61	0.00	20.57	0.68	1.82
总计	1915	0.00	18.26	0.27	0.82	0.00	20.57	0.30	0.93

从消费法医疗支出指数看,莱文尼检验拒绝方差齐性假设,Welch 检验法的统计量为 9.43($p=0.00<0.01$),Brown-Forsythe 检验法的统计量为 15.68($p=0.00<0.01$),表明不同经济状况的消费法医疗支出指数均值不等。通过 Dunnet's T3 法进行非方差齐性假定下的均值多重比较,结果表明在 0.05 显著性水平下,比较富裕组农户与十分困难组农

户、略有节余组农户与有些困难组农户、略有节余组农户与十分困难组农户、基本够用组农户与十分困难组农户、有些困难组农户与十分困难组农户这5对比较组的医疗支出指数均存在显著性差异(表4-11)。收入法医疗支出指数同样拒绝方差齐性假设,不同经济状况的收入法医疗支出指数差异情况与消费法医疗支出指数十分相似,在此不再详述。

表4-11　不同经济状况农户消费法医疗支出指数的多重比较

指标(I)	指标(J)	指标(I-J)
比较富裕	略有节余	-0.01
	基本够用	-0.07
	有些困难	-0.13
	十分困难	-0.54*
略有节余	比较富裕	0.01
	基本够用	-0.06
	有些困难	-0.12*
	十分困难	-0.53*
基本够用	比较富裕	0.07
	略有节余	0.06
	有些困难	-0.06
	十分困难	-0.47*
有些困难	比较富裕	0.13
	略有节余	0.12*
	基本够用	0.06
	十分困难	-0.41*
十分困难	比较富裕	0.54*
	略有节余	0.53*
	基本够用	0.47*
	有些困难	0.41*

注:*表示在0.05水平下差异显著。

八、不同经济状况农户的灾难性医疗支出比较

表4-12给出了两种方法的不同经济状况农户灾难性医疗支出情况。Pearson Chi-Square检验表明，两种方法计算的不同经济状况农户的灾难性医疗支出发生率存在显著差异，其中收入法灾难性医疗支出的Pearson Chi-Square值为43.40（$p=0.00$），支出法灾难性医疗支出的Pearson Chi-Square值为31.72（$p=0.00$）。

表4-12 不同经济状况农户的收入法灾难性医疗支出情况

	经济状况	调查样本（户）	灾难性医疗支出（户）	灾难性发生率（%）	均值	标准差	平均差距	相对差距
收入法灾难性医疗支出	比较富裕	25	3	12.00	0.5009	0.0545	0.0601	0.5009
	略有节余	171	15	8.77	0.7428	0.4369	0.0652	0.7428
	基本够用	690	80	11.59	0.9652	1.6274	0.1119	0.9652
	有些困难	731	105	14.36	1.0926	1.0220	0.1569	1.0926
	十分困难	298	79	26.51	2.0669	2.6306	0.5479	2.0669
	总计	1915	282	14.73	1.3045	1.8161	0.1921	1.3045
消费法灾难性医疗支出	比较富裕	25	4	16.00	0.5241	0.0948	0.0840	0.5250
	略有节余	171	17	9.94	0.7901	0.4792	0.0785	0.7900
	基本够用	690	98	14.20	0.9645	1.6754	0.1370	0.9645
	有些困难	731	127	17.37	1.0919	1.0899	0.1897	1.0919
	十分困难	298	81	27.18	2.2824	2.9417	0.6204	2.2825
	总计	1915	327	17.08	1.3260	1.9339	0.2264	1.3260

从收入法灾难性医疗支出情况看，灾难性医疗支出发生率总体为14.73%，其中有些困难组农户和十分困难组农户的发生率最高，分别为14.36%和26.51%。灾难性医疗支出的平均差距为0.1921，其中十

分困难组农户的平均差距为0.5479,远高于其他组农户。灾难性医疗支出的相对差距为1.3045,其中十分困难组的相对差距为2.0669,远高于其他组农户。随着经济状况等级的下降,平均差距和相对差距的数值递增。从消费法灾难性医疗支出情况看,灾难性医疗支出发生率总体为17.08%,其中有些困难组农户和十分困难组农户的发生率最高,分别为17.37%和27.18%。灾难性医疗支出的平均差距和相对差距分别为0.2264和1.3260。其中,十分困难组农户的平均差距和相对差距最大,有些困难组农户的平均差距和相对差距位居其次。

消费法灾难性医疗支出能够更好地反映农户的实际情况,因为首先农户消费比收入更为稳定,其次本书在计算农户收入和消费时采用的是统计年鉴中人均数据与家庭人口相乘的方法,家庭人口数量与消费支出具有更高的正相关关系。下面将进一步两两比较不同经济状况农户灾难性医疗支出指数均值的统计差异性。首先比较消费法灾难性医疗支出指数,莱文尼统计量的 F 值为10.45,$p=0.00>0.05$,拒绝方差整齐假设,Welch检验法的统计量为13.76($p=0.00<0.01$),Brown-Forsythe检验法的统计量为10.75($p=0.00<0.01$),表明不同经济状况的消费法灾难性医疗支出指数均值不等。根据同样的方法检验收入法灾难性医疗支出指数均值同样表明,不同经济状况农户也存在均值差异,此处不再详述。进一步通过Dunnet's T3法进行非方差齐性假定下的均值多重比较(表4-13),比较富裕组农户与有些困难组农户、比较富裕组与十分困难组农户、略有节余组农户与十分困难组农户、基本够用组农户与十分困难组农户、有些困难组农户与十分困难组农户这5对比较组的灾难性指数均值在显著性水平为0.05时存在统计显著差异。收入法的检验结果与消费法完全一致。

表 4-13　不同经济状况农户的灾难性医疗支出指数均值的多重比较

指标(I)	指标(J)	收入法的平均差异(I-J)	消费法平均差异(I-J)
比较富裕	略有节余	-0.24	-0.27
	基本够用	-0.46	-0.44
	有些困难	-0.59*	-0.57*
	十分困难	-1.57*	-1.76*
略有节余	比较富裕	0.24	0.27
	基本够用	-0.22	-0.17
	有些困难	-0.35	-0.30
	十分困难	-1.32*	-1.49*
基本够用	比较富裕	0.46	0.44
	略有节余	0.22	0.17
	有些困难	-0.13	-0.13
	十分困难	-1.10*	-1.32*
有些困难	比较富裕	0.59*	0.57*
	略有节余	0.35	0.30
	基本够用	0.13	0.13
	十分困难	-0.97*	-1.19*
十分困难	比较富裕	1.57*	1.76*
	略有节余	1.32*	1.49*
	基本够用	1.10*	1.32*
	有些困难	0.97*	1.19*

注：* 表示在 0.05 水平下差异显著。

第三节　大病引致的灾难性劳动力损耗状况分析

一、灾难性劳动损耗含义及其衡量方法

灾难性医疗支出虽然能够衡量大病冲击对农户因病致贫的影响，

但灾难性医疗支出发生率只能观察到存在明显医疗支出的农户，不能观察到没有现金支付能力的大病农户。虽然大病冲击是灾难性的，但通过灾难性医疗支出的计算可能没法获得，因此，这里进一步通过灾难性劳动损耗的分析来考察大病农户的脆弱性。农户由于大病引致的劳动损耗时间与家庭全部劳动时间的比值，定义为劳动力损耗指数。借鉴家庭灾难性医疗支出的计算方法，在此认为，如果因疾病引致的家庭劳动时间损耗比例超过家庭劳动时间总数的 40%，则认为是灾难性劳动力损耗。灾难性劳动力损耗发生率反映的是灾难性劳动力损耗的广度，还可以通过灾难性劳动力损耗的平均差距和相对差距来反映大病对家庭劳动损耗的影响深度。对于本书，灾难性劳动力损耗平均差距和相对差距的精确表达如下：

$$平均差距 = \sum(劳动力损耗指数 - 0.4)/大病农户数$$

$$相对差距 = \sum(劳动力损耗指数 - 0.4)/灾难性劳动力损耗农户数$$

二、三个维度的劳动力损耗状况

因患病需要家庭成员照料的人数为 1115 人，占患病人数总数的 39.27%，涉及农户数为 905 个，占大病农户的 47.26%；因患病影响劳动力(16～25 岁)正常工作时间的人数为 1535 人，占患病人数总数的 54.07%，占患病劳动力总数的 58.34%，涉及农户数为 1215 个，占大病农户的 63.45%；日常活动受限的人数为 1347 人，占患病人数总数的 47.35%，涉及农户数为 1101 个，占大病农户的 57.49%。表 4-14 从照料时间、影响工作时间和日常活动受限时间 3 个维度展示了大病对劳动力损耗的情况。需要照料时间人均为 78.18 天，户均为 96.32 天；大病造成未能工作的时间人均为 127.50 天，户均为 161.08 天；日常活动受限的时间人均为 101.17 天，户均为 123.77 天。

表 4-14　大病农户劳动力损耗的情况

	发生人数	发生户数	病患人均(天)	发生户户均(天)
照料时间	1115	905	78.18	96.32
工作时间	1535	1215	127.50	161.08
活动受限	1347	1101	101.17	123.77

注:此表的平均数计算不包括时间为 0 的样本。

图 4-9 是病患需要家庭成员照料时间的直方图,总体上需要照料的病患的照料时间呈两端分布状态。需要家庭成员照顾的病患平均照料时间为 78.18 天,第一个四分位数(Q1)的时间为 10 天,第二个四分位数(Q2)的时间为 30 天,第三个四分位数(Q3)的时间为 70 天。照料时间小于等于 100 天的病患占 80.0%,但几乎全年需要照料的病患也占有一定比例,其中需要照料时间大于等于 300 天的比例占 12.2%。

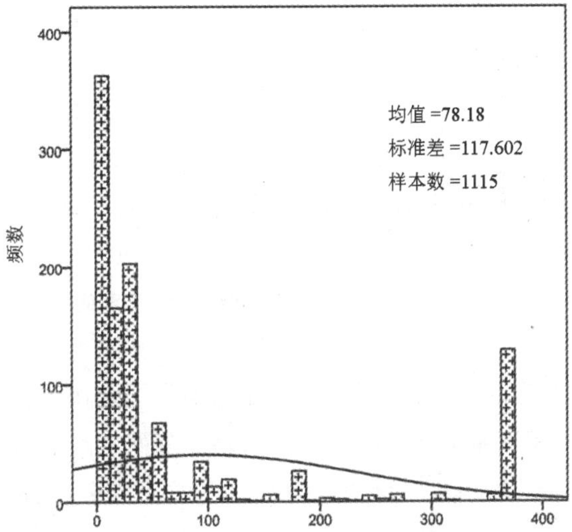

图 4-9　全年病患需要家庭成员照料天数

图 4-10 是患病劳动力不能正常工作时间的直方图,总体上因患病

不能正常工作的时间呈两端分布状态。病患不能正常工作的时间平均为127.5天,第一个四分位数(Q1)的时间为15天,第二个四分位数(Q2)的时间为50天,第三个四分位数(Q3)的时间为240天。不能正常工作的时间小于100天的病患占63.1%,但几乎全年不能正常工作的病患也占有一定比例,其中不能正常工作时间大于等于300天的比例占23.7%。

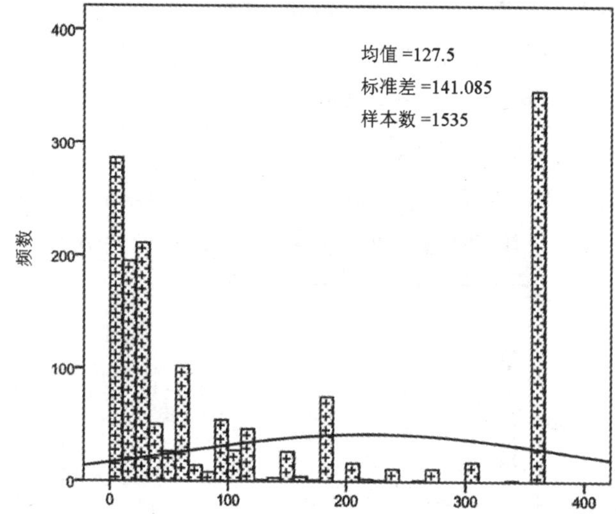

图4-10 全年患病劳动力不能正常工作时间

图4-11是病患日常活动受限时间的直方图。总体上日常活动受限的时间也是呈两端分布状态。日常活动受限的时间平均为128.74天,第一个四分位数(Q1)的时间为12天,第二个四分位数(Q2)的时间为30天,第三个四分位数(Q3)的时间为140天。活动受限的时间小于100天的病患占71.2%,但几乎全年日常活动受限的病患也占有一定比例,其中活动受限时间大于等于300天的比例占16.9%。

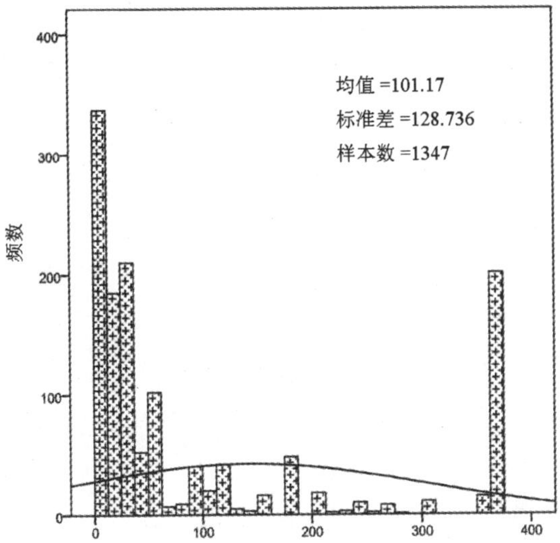

图 4-11 全年病患日常活动受限的时间

三、三个维度劳动力损耗的差异性比较

进一步分析未能正常工作时间和日常活动受限时间的差别。在既未能正常工作也存在日常活动受限的 1180 个病患中,采用配对样本的 Wilcoxon 符号秩进行检验,未能正常工作时间大于日常活动受限时间的样本为 282 个,未能正常工作时间小于日常活动受限时间的样本为 127 个,未能正常工作时间等于日常活动受限时间的样本为 771 个。双尾的二项分布累计概率接近于 0,因此接受原假设,病患未能正常工作的时间与日常活动受限的时间存在显著差异。未能正常工作时间大于日常活动受限时间的可能解释是,病患由于疾病困扰,影响到外出打工或务农等工作,但某种程度上日常生活还是可以部分自理。未能正常工作时间小于日常活动受限时间的可能解释是,患有慢性疾病的病患最大限度参加劳动以减少疾病对工作的影响,但在生活上身体的活动能力或某一部位的活动能力由于疾病的存在,仍然受到限制;同时部

分劳动力已经多年退出劳动力市场，所以感觉疾病影响正常工作的时间小于活动受限时间；未能正常工作时间等于日常活动受限时间的可能解释是，疾病在迫使病患放弃工作的同时，病患一直遭受着身体活动能力不便的困扰，而当身体活动能力感觉好转，则同时参与劳动而未觉影响正常工作。

在1915个大病农户中，发生大病并造成劳动力损耗的农户为1240个，这里因为任一发生照料时间和工作时间的农户样本都包括在内，因此农户数量多于需要照料（905户）或未能正常工作（1215户）的户数。对这1240个农户的需要照料时间和未能正常工作时间采用配对样本的Wilcoxon符号秩进行检验，需要照料时间大于未能正常工作时间的样本为53个，需要照料时间小于未能正常工作时间的样本为825个，需要照料时间等于未能正常工作时间的样本为362个。双尾的二项分布累计概率接近于0，因此接受原假设，需要照料时间与未能正常工作时间存在显著差异。通过Pearson相关性检验，需要照料时间和未能正常工作时间的相关系数为0.46，只存在中等相关。进一步，只选取发生大病并且同时发生照料时间和工作时间损耗的823个农户样本，采用配对样本的Wilcoxon符号秩进行检验，需要照料时间大于未能正常工作时间的样本为28个，需要照料时间小于未能正常工作时间的样本为433个，需要照料时间等于未能正常工作时间的样本为362个，双尾的二项分布累计概率仍然表明两者存在差异。结合两次选样比较，这里进一步作出解释。需要照料时间大于未能正常工作时间的农户很少，这种情况的可能解释是由于部分病患的年龄不属于劳动力年龄；需要照料时间小于未能正常工作时间的农户占有较大比例，这种情况的可能解释是由于病患虽然不能正常工作但还是可以自我照料，因此需要家人照料的时间较少些；需要照料时间等于未能正常工作时间的农户，说明患病过程中病患一直需要家人照顾。

四、不同经济状况农户的劳动力损耗状况比较

疾病对家庭劳动力的损耗主要来自两个部分的加总，一是病患自身的劳动力遭受损耗，二是家庭其他劳动力为了照顾病患而耗费的时间。因此在上面劳动损耗的三个维度分析中，只选取其中的需要照料时间和未能正常工作两个维度进行加总作为家庭劳动力的损耗情况，是比较合适的方法。需要照料时间是病患需要其他劳动力照料的劳动力数量，未能正常工作时间是本身为劳动力的病患由于生病所损耗的劳动力数量。属于大病农户并造成劳动力损耗的1240个农户按照不同经济状况分组的情况如表4-15所示。其中经济状况十分困难农户发病的比例最高，为80.54%，这些农户发生劳动损耗占大病农户的比例也最高，为70.47%。从劳动力损耗指数看，随着分组经济状况越差，劳动力损耗指数越高。

表4-15 不同经济状况农户发生劳动力损耗的情况

经济状况	调查样本（户）	发生大病（户）	发生劳动损耗（户）	大病农户占调查样本（%）	发生劳动损耗占大病农户（%）	最小值	最大值	均值	标准差
比较富裕	52	25	17	48.08	68.00	0.0033	0.6000	0.1193	0.1671
略有节余	344	171	88	49.71	51.46	0.0018	2.0000	0.1282	0.2389
基本够用	1212	690	436	56.93	63.19	0.0011	1.0110	0.1459	0.1970
有些困难	1065	731	489	68.64	66.89	0.0014	2.0274	0.1938	0.2548
十分困难	370	298	210	80.54	70.47	0.0055	2.0000	0.3386	0.3997
总计	3043	1915	1240	62.93	64.75	0.0011	2.0274	0.1958	0.2743

不同经济状况农户的劳动力损耗指数均值是否存在显著差异，需要进行多样本的两两比较。根据经济状况将农户的劳动力损耗指数分为5组，首先进行方差齐性检验，莱文尼（Levene）统计量的 F 值为

33.359, $p = 0.00 < 0.05$,拒绝方差整齐假设,因此不适合采用等方差假定前提的均值两两比较方法。Welch 检验法和 Brown-Forsythe 检验法提供了非方差齐性情况下整体均值是否相等的稳健方法。Welch 检验法的统计量为 12.85($p = 0.00 < 0.01$),但 Brown-Forsythe 检验法的统计量为 21.14($p = 0.00 < 0.01$),表明不同经济状况的劳动力损耗指数均值不等。由于不同经济状况农户数量不等,进一步采用了 Dunnet's T3 法进行非方差齐性假定下的均值多重比较,结果表明在 0.05 显著性水平下,多组不同经济状况的劳动力损耗指数均值存在统计差异,由表 4-16 看出,比较富裕组农户与十分困难组农户、略有节余组农户与十分困难组农户、基本够用组农户与有些困难组农户、基本够用组农户与十分困难组农户、有些困难组农户与十分困难组农户这 5 对比较组的大病劳动力损耗指数存在显著性差异。其中十分困难组农户与其他各组农户的大病劳动力损耗指数都存在差异,结合表 4-15 可以看出,十分困难组农户的大病劳动力损耗指数均值为 0.3386,远高于其他各组农户。另外基本够用组农户与有些困难组农户的大病劳动力损耗指数的均值也存在显著差异,两者的均值差值为 0.0479。虽然有些困难组农户与比较富裕组农户、略有节余组农户的指数均值相差更大,但 Dunnet's T3 根据方差的不同质校正了各个均值,因此导致这两组均值没有显著性差异。

表 4-16 不同经济状况大病劳动力损耗指数均值的多重比较

指标(I)	指标(J)	平均差异(I-J)
比较富裕	略有节余	-0.0089
	基本够用	-0.0266
	有些困难	-0.0745
	十分困难	-0.2193*

续表

指标(I)	指标(J)	平均差异(I－J)
略有节余	比较富裕	0.0089
	基本够用	－0.0177
	有些困难	－0.0656
	十分困难	－0.2104*
基本够用	比较富裕	0.0266
	略有节余	0.0177
	有些困难	－0.0479*
	十分困难	－0.1927*
有些困难	比较富裕	0.0745
	略有节余	0.0656
	基本够用	0.0479*
	十分困难	－0.1448*
十分困难	比较富裕	0.2193*
	略有节余	0.2104*
	基本够用	0.1927*
	有些困难	0.1448*

注：* 表示在0.05水平下差异显著。

五、灾难性劳动力损耗状况

在发生劳动力损耗的1240个农户中，将16～65岁的成员作为劳动力计算，户均劳动力数量为3.41个。并且将每个劳动力的劳动时间设定为365天，则户均拥有的全部劳动时间为1244.53天。通过每户的劳动损耗时间与全部劳动时间的比值，可以得到劳动力损耗指数

（表 4-17）。从劳动力指数的分布看，偏度①为 3. 11，峰度为 13. 62，说明该指数呈陡峭右偏的分布态势。

表 4-17　大病农户的劳动力损耗情况

	照料时间（天）	未能工作时间（天）	劳动力损耗（天）	全部劳动时间（天）	劳动力损耗指数
户均	58. 60	151. 43	210. 03	1244. 53	0. 20
中位数	11. 00	60. 00	97. 00	1460. 00	0. 08
众数	0. 00	365. 00	365. 00	1460. 00	0. 04
偏度	2. 65	1. 38	1. 68	0. 20	3. 11
峰度	7. 16	2. 14	3. 13	-0. 29	13. 62
Q1	0. 00	20. 00	30. 00	730. 00	0. 03
Q2	11. 00	60. 00	97. 00	1460. 00	0. 08
Q3	43. 25	360. 00	365. 00	1460. 00	0. 26

劳动力损耗指数大于等于 0. 4 的农户有 178 个，即发生了灾难性大病劳动力损耗。以 1915 个大病农户为分母，灾难性劳动力损耗的发生率为 9. 30%，以 1240 个发生劳动损耗的农户为分母，则灾难性大病劳动力损耗的发生率为 14. 35%，前一个比例是更为严格的灾难性大病劳动力损耗发生率。

发生灾难性劳动力损耗的 178 个农户的情况如表 4-18 所示。从劳动力损耗指数的均值、中位数和众数的数值可以看出，发生灾难性劳动力损耗的农户的灾难性深度较深，其中第三个四分位数的农户的指数高达 0. 8836。178 个发生灾难性劳动损耗的农户的平均差距为

① 一般的，偏度为 3 表示与正态分布相同，偏度大于 3 表示呈右偏态，偏度小于 3 表示呈左偏态；峰度为 3 表示与正态分布相同，峰度大于 3 表示比正态分布陡峭，小于 3 表示比正态分布平坦，但此处的偏度值和峰度值与平时的定义有所差异，SPSS 软件和 Eviews 软件在计算中自动将偏度值和峰度值都做减 3 处理，使得正态分布的偏度和峰度都为 0。

0. 0298，相对差距为 0. 3201，这反映出虽然平均差距的灾难性程度不高，但相对差距的灾难性程度较高的情况。

表 4-18　灾难性劳动力损耗指数情况

户数	均值	中位数	众数	偏度	峰度	Q1	Q2	Q3	平均差距	相对差距
178	0. 7201	0. 5651	0. 5000	2. 0983	4. 4745	0. 5000	0. 5651	0. 8836	0. 0298	0. 3201

六、不同经济状况农户的灾难性劳动力损耗状况比较

进一步比较不同经济状况农户的灾难性劳动力损耗情况（表 4-19），经济状况十分困难组的灾难性劳动力损耗发生率为 19. 80%，远高于其他组的农户。经济状况略有节余和十分困难两组农户的灾难性劳动损耗指数最高。经济状况十分困难组的农户的灾难性劳动力损耗平均差距和相对差距都是各组中最高的。总体上表明，经济状况十分困难的农户的灾难性劳动力损耗最为严重。

表 4-19　不同经济状况农户发生灾难性劳动力损耗的情况

经济状况	调查样本（户）	发生大病（户）	灾难性劳动损耗（户）	灾难性发生率（%）	最小值	最大值	均值	标准差	平均差距	相对差距
比较富裕	52	25	2	8. 00	0. 4384	0. 6000	0. 5192	0. 1143	0. 0415	0. 5192
略有节余	344	171	5	2. 92	0. 4000	2. 0000	0. 8162	0. 6681	0. 0239	0. 8162
基本够用	1212	690	44	6. 38	0. 4000	1. 0110	0. 6224	0. 2124	0. 0397	0. 6224
有些困难	1065	731	68	9. 30	0. 4000	2. 0274	0. 6770	0. 3472	0. 0630	0. 6770
十分困难	370	298	59	19. 80	0. 4000	2. 0000	0. 8414	0. 4295	0. 1666	0. 8414
总计	3043	1915	178	9. 30	0. 4000	2. 0274	0. 7201	0. 3686	0. 0298	0. 3201

不同经济状况农户的灾难性劳动损耗是否存在显著差异，需要进

行多样本均值的两两比较。根据经济状况将农户劳动力损耗指数分为5组，首先进行方差齐性检验，莱文尼(Levene)统计量的 F 值为3.659，$p=0.007<0.05$，拒绝方差整齐假设，因此不适合采用等方差假定前提的均值两两比较方法。Welch 检验法和 Brown-Forsythe 检验法提供了非方差齐性情况下整体均值是否相等的更为稳健方法。Welch 检验法的统计量为2.99($p=0.097<0.1$)，表明不同经济状况组的劳动力损耗指数均值不等，但 Brown-Forsythe 检验法的统计量为2.27($p=0.136>0.05$)，表明不同经济状况的劳动力损耗指数均值不存在不等。由于不同经济状况农户数量不等，进一步采用了 Dunnet's T3 法进行非方差齐性假定下的均值多重比较，结果表明只有经济状况为基本够用和十分困难两组农户的劳动力损耗指数均值存在统计差异(在0.05水平下差异显著)，其他分组的劳动力损耗指数均值不存在显著性差异。出现这种差异较小的原因可能是由于样本量太小且比较富裕组和略有节余组农户分别只有2个和5个。

第四节　灾难性医疗支出和劳动力损耗的交叉分析

由于消费法灾难性医疗支出衡量方法优于收入法灾难性医疗支出衡量方法，此处从消费法角度将是否发生灾难性医疗支出的农户与是否发生灾难性劳动力损耗的农户进行列联表分析。既发生灾难性医疗支出又发生灾难性劳动力损耗的农户占大病农户的2.51%，说明同时陷入两种灾难性的农户比例较少。只发生灾难性医疗支出的农户占大病农户的14.57%，只发生灾难性劳动力损耗的农户占大病农户的6.79%。通过列联表分析也可以推测，灾难性医疗支出和灾难性劳动力损耗两者之间可能存在某种相互替代。而同时发生灾难性医疗支出和灾难性劳动力损耗的农户可能就是灾难性最为严重的农户。

表 4-20　灾难性医疗支出和劳动力损耗农户的列联表

		灾难性劳动力损耗		总计
		不发生	发生	
灾难性医疗支出	不发生	1458(户)	130(户)	1588(户)
		76.14%	6.79%	82.92%
	发生	279(户)	48(户)	327(户)
		14.57%	2.51%	17.08%
总计		1737(户)	178(户)	1915(户)
		90.70%	9.30%	100.00%

第五章　大病农户就医行为及其影响因素实证分析

首先，本章将从就诊与否的选择情况、治疗措施的选择情况、就诊机构级别的选择情况、治疗行为转变的决策情况四个方面，对大病农户的病例就医行为进行总体分析。其次，利用 Heckman 模型对各种治疗措施发生概率和支出水平的影响因素进行分析。最后，利用多元 Logistic 模型对就诊机构级别选择的影响因素进行分析。

第一节　农户就医行为总体分析

一、就诊与否的选择情况

由于大病患者可能同时患有多种疾病，若以病患个体为单位进行研究，会掩盖病患对于不同疾病的不同决策行为，因此以病例为基本研究单位能够更好地理解病患或农户的就医行为。调查组在调查时，如果病患患有多种疾病，则分别对每种疾病的决策行为进行记录，从而形成以病例为线索的就医行为数据。在农户快速调查阶段所调查的 2838 个大病病患中，共形成 3526 个病例，其中在 2006 年发生就诊行为的病例为 2398 例，就诊率为 68.01%。这里的就诊定义为病患请医生对某种疾病进行诊断或治疗，所以未就诊的病例并非指没采取治疗措施，未就诊既可能是没治疗，也可能是采取自我购药、土方、宗教、迷信等方式进行自我治疗。自我购药之所以属于自我治疗，是因为病患根据经验自己给自己开药方，或者根据以往就诊时医生所开的过期处方，自己或托人到药店买药。有时候，病患到药店去购药，药店的工作人员也可能给病患非正式的推荐某些药品。

除了48个病例的发生年份缺失，在不同时期开始患病的3478个病例就诊情况如表5-1所示。从纵列看，26.42%的病例属于当年发病，而2000—2005年这几个年度的病例数占所有病例的比重在5.18%~8.65%之间，2000年以前开始发病的病例占34.62%。总体上，随着病症发生年份越早，病例就诊的比例就越低，而2006年开始患病的病例就诊率最高，为95.65%。

表5-1　不同时期发病的病例就诊情况

年份		就诊		总计	年份		就诊		总计
		是	否				是	否	
1980之前	病种(种)	106	129	235	2002	病种(种)	104	76	180
	占就医(%)	45.11	54.89	100.00		占就医(%)	57.78	42.22	100.00
	占病种(%)	4.46	11.74	6.76		占病种(%)	4.37	6.92	5.18
80年代	病种(种)	126	153	279	2003	病种(种)	146	78	224
	占就医(%)	45.16	54.84	100.00		占就医(%)	65.18	34.82	100.00
	占病种(%)	5.30	13.92	8.02		占病种(%)	6.14	7.10	6.44
90年代	病种(种)	396	294	690	2004	病种(种)	157	96	253
	占就医(%)	57.39	42.61	100.00		占就医(%)	62.06	37.94	100.00
	占病种(%)	16.65	26.75	19.84		占病种(%)	6.60	8.74	7.27
2000	病种(种)	103	78	181	2005	病种(种)	231	70	301
	占就医(%)	56.91	43.09	100.00		占就医(%)	76.74	23.26	100.00
	占病种(%)	4.33	7.10	5.20		占病种(%)	9.71	6.37	8.65

续表

年份		就诊		总计	年份		就诊		总计
		是	否				是	否	
2001	病种(种)	131	85	216	2006	病种(种)	879	40	919
	占就医(%)	60.65	39.35	100.00		占就医(%)	95.65	4.35	100.00
	占病种(%)	5.51	7.73	6.21		占病种(%)	36.95	3.64	26.42
总计	病种(种)	2379	1099	3478	—	—	—	—	—
	占就医(%)	68.40	31.60	100.00					
	占病种(%)	100.00	100.00	100.00					

本调查按照国际疾病伤害及死因分类标准第十版,并结合我国农村疾病的流行病学特征,将疾病分成22类(包括不可归类和类别不详两类)。结合实际调查情况,在某些大类下面还分成几个子类别。国际疾病分类(international classification of diseases ,ICD),是世界卫生组织(WHO)根据疾病特征,按照一定规则将疾病进行分门别类,并且通过编码方法来表示的疾病分类体系。从调查病患的疾病流行病学特征看,在所有病例中,发生率超过5%的疾病分别为循环系统疾病及其子类高血压,呼吸系统疾病,消化系统疾病,泌尿生殖系统疾病,肌肉骨骼系统及结缔组织疾病,损伤、中毒和外因的某些其他后果。从调查年度里就诊与否的角度看,就诊率达到80%以上的疾病主要为寄生虫病、恶性肿瘤、良性肿瘤、糖尿病、急性上呼吸道感染、肺炎、肝病硬化、胆囊疾病、妊娠、分娩及产后合并症、围产期疾病,损伤、中毒和外因的某些其他后果(表5-2)。

另外,在未就诊的1128个病例中,由于经济困难未就诊的病例为812个,占总比例的71.99%。另外316个病例由于其他原因未就诊。在因其他未就诊的病例中,病患表示"自知买什么药","这个病不好治,自己慢慢吃药再说","自感病轻"占有较大比例。

表 5-2　不同疾病类别的就诊情况

代码	疾病分类	就诊例数（例）及其比例（%）		总计	代码	疾病分类	就诊例数（例）及其比例（%）		总计
		是	否				是	否	
1	传染病	70	32	102	11C	其中：老慢支	19	12	31
		68.63	31.37	100.00			61.29	38.71	100.00
2	寄生虫病	1	0	1	12	消化系统疾病	422	224	646
		100.00	0.00	100.00			65.33	34.67	100.00
3	恶性肿瘤	32	2	34	12A	其中：急性胃炎	0	1	1
		94.12	5.88	100.00			0.00	100.00	100.00
4	良性肿瘤	47	9	56	12B	其中：肝病硬化	6	1	7
		83.93	16.07	100.00			85.71	14.29	100.00
5	内分泌、营养、代谢及免疫性疾病	29	9	38	12C	其中：胆囊疾病	26	2	28
		76.32	23.68	100.0			92.86	7.14	100.00
5A	其中：糖尿病	15	1	16	13	泌尿生殖系统疾病	192	51	243
		93.75	6.25	100.00			79.01	20.99	100.00
6	精神病	21	32	53	14	妊娠、分娩及产后合并症	60	0	60
		39.62	60.38	100.00			100.00	0.00	100.00
7	神经系病	76	47	123	15	皮肤及皮下组织疾病	66	28	94
		61.79	38.21	100.00			70.21	29.79	100.00
8	眼和附器疾病	59	35	94	16	肌肉骨骼系统及结缔组织疾病	325	223	548
		62.77	37.23	100.00			59.31	40.69	100.00
9	耳和乳突疾病	13	7	20	16A	其中：类关节炎	16	20	36
		65.00	35.00	100.00			44.44	55.56	100.00
10	循环系统疾病	307	151	458	17	先天畸形、变形和染色体异常	7	5	12
		67.03	32.97	100.00			58.33	41.67	100.00
10A	其中：心脏病	78	43	121	18	围产期疾病	2	0	2
		64.46	35.54	100.00			100.00	0.00	100.00

续表

代码	疾病分类	就诊例数(例)及其比例(%) 是	否	总计	代码	疾病分类	就诊例数(例)及其比例(%) 是	否	总计
10B	其中:高血压	162	81	243	19	损伤、中毒和其他外因后果	168	24	192
		66.67	33.33	100.00			87.50	12.50	100.00
10C	其中:脑血管病	61	24	85	20	血液与造血器官疾病	59	36	95
		71.76	28.24	100.00			62.11	37.89	100.00
11	呼吸系统疾病	262	84	346	21	症状、体征和临床与实验室所见异常,不可归类	10	15	25
		75.72	24.28	100.00			40.00	60.00	100.00
11A	其中:急性上呼吸道感染	36	1	37	22	不详	170	114	284
		97.30	2.70	100.00			59.86	40.14	100.00
11B	其中:肺炎	24	4	28	总计		2398	1128	3526
		85.71	14.29	100.00			68.01	31.99	100.00

注:每类疾病的上一行为病例数量,下一行为所占比例。

二、治疗措施的选择情况

没有就诊的1128个病例并非全部放任病情变化,除了45.21%的病例未采取任何措施,其他病例采取自我购药治疗、土方或迷信治疗等方式,这两者分别占到未就诊病例的53.28%和1.51%(表5-3)。本调查中,土方治疗方式主要有喝药酒、拔火罐、洗盐水、涂草药等。

表5-3　未就诊病例的治疗措施

	频数(例)	比例(%)
没采取措施	510	45.21
自我购药治疗	601	53.28
土方或迷信	17	1.51
总计	1128	100.00

在2398个就诊病例中，单独采取门诊治疗的比例最高，为86.86%；采取住院治疗的比例为20.52%；而同时采取门诊和住院两种措施的病例占到16.18%。

表5-4　就诊病例的治疗措施

	频数（例）	比例（%）
门诊治疗	2083	86.86
住院治疗	492	20.52
其中既有门诊又有住院	388	16.18
其他治疗措施①	211	8.80

三、就诊机构级别的选择情况

有门诊就诊经历的病例为2083个，占所有就诊病例的86.86%。农户就医的机构不一定全部属于村卫生室、卫生院或医院，他们还可能到诸如防疫站、皮防所、计生站等医疗服务机构，因此将农户就医的地点统一称为医疗机构。在2083个就诊病例的门诊医疗机构选择中，村卫生室和县级医疗机构②是最主要的就诊机构，分别占到所有就诊病例的38.69%和45.42%。虽然红安县每个乡镇都设有卫生院，医疗条

① 病患就诊的主要方式为门诊和住院，但调查中还存在村医和个体医生到病患家出诊，或者病患到民间医生家里看病的情况，将这些治疗措施归入门诊是不合适的。因为这些治疗措施的具体情况有待进一步调查，此处统称为其他治疗措施。

② 按照《医院分级管理标准》，医院经过评审，确定为三级，每级再划分为甲、乙、丙三等，其中三级医院增设特等，因此医院共分三级十等。本调查问卷根据农户的认知实际情况，未根据这10个等级调查农民就医地点，而是根据医疗机构的行政管理级别，分为乡镇医疗机构、县级医疗机构、县级以上医疗机构。红安县虽属黄冈市管辖，但红安距离黄冈市区距离达到100公里以上，从调查情况看，没有发生农户选择黄冈市级医院就医的情况，农户在选择更高级别医院时，基本上倾向于选择与红安县毗邻的湖北省会武汉市，且选择的是更高等级的医院。

件较好的卫生院还被评为中心卫生院,但总体上病患选择乡镇医疗机构就诊的比例较低。从病例的门诊次数看,选择村卫生室的平均门诊次数为5.08次,高于所有门诊病例均值0.69次(表5-5)。从表5-6还可以看出,门诊次数为1次的病例比例最多,各个医疗机构中,随着门诊次数的增加,病例所占比例减小。

表5-5　病例门诊治疗的主要医疗机构选择与门诊次数

	频数(例)	比例(%)	平均门诊次数(次)
村卫生室	806	38.69	5.08
乡镇医疗机构	326	15.65	3.87
县级医疗机构	946	45.42	3.97
县级以上医疗机构	5	0.24	4.40
总计	2083	100.00	4.39

表5-6　病例门诊次数与医疗机构的选择(%)

门诊次数(次)	村卫生室	乡镇医疗机构	县级医疗机构	县级以上机构	总计
1	9.21	5.33	15.94	—	30.48
2	8.21	3.36	9.27	—	20.84
3	5.33	2.21	6.10	0.04	13.68
4	3.79	1.15	3.31	0.10	8.35
5	3.17	0.91	2.45	0.05	6.58
6	1.53	0.48	1.78	0.05	3.84
7	0.72	0.53	0.77	—	2.02
8	0.86	0.38	0.82	—	2.06
9	0.14	—	0.34	—	0.48
10	1.87	0.48	1.58	—	3.93
11	0.10	0.05	0.33	—	0.48
12	0.91	0.14	0.53	—	1.58

续表

门诊次数(次)	村卫生室	乡镇医疗机构	县级医疗机构	县级以上机构	总计
13	0.10	—	0.14	—	0.24
14	0.24	—	0.14	—	0.38
15	0.62	0.14	0.43	—	1.19
16	0.05	—	0.14	—	0.19
17	0.05	—		—	0.05
18	0.05	—	0.05	—	0.10
20	0.82	0.14	0.48	—	1.44
21	—	—	0.10	—	0.10
22	—	—	0.05	—	0.05
24	0.14	0.10	—	—	0.24
25	0.05	0.05	0.05	—	0.15
28	—	—	0.05	—	0.05
30	0.38	0.05	0.29	—	0.72
34	—	—	0.05	—	0.05
35	0.05	—	—	—	0.05
36	0.10	0.05	0.04	—	0.19
40	0.05	0.05	—	—	0.10
43	—	—	0.05	—	0.05
45	—	—	0.05	—	0.05
48	—	0.05	—	—	0.05
50	0.05	—	—	—	0.05
60	0.05	—	0.09	—	0.14
200	0.05	—	—	—	0.05
总计	38.69	15.65	45.42	0.24	100.00

注:表中的门诊次数可能存在个别极端值,但个别极端值并不影响总体规律的反映,为了保证数据的完整性,未对极端值作任何处理。

在2398个就诊病例中,有492个病例选择住院治疗,占20.52%。

在病例2006年最近一次住院的医疗机构选择中，县级医疗机构住院所占比例最大，为58.33%。乡镇医疗机构和县级以上医疗机构的住院比例分别为20.12%和21.54%，两者相差不大（表5-7）。从各个病例在不同医疗机构住院的平均次数看，选择县级以上医疗机构就诊的病例，其平均住院次数为1.42次。之所以调查该年距调查时最近一次住院的经历，一是将最近一次住院作为主要的住院级别，二是有助于病患更清晰地回忆住院经历。另外，住院一次的病例占最大比例，达到89.02%，住院次数越多的病例，其住院发生比例越小（表5-8）。

表5-7　病例住院治疗的主要医疗机构选择与住院次数

	频数（例）	比例（%）	平均住院次数（次）
乡镇机构	99	20.12	1.06
县级机构	287	58.33	1.16
县级以上机构	106	21.54	1.42
总计	492	100.00	1.20

表5-8　病例住院次数与医疗机构的选择（%）

住院次数（次）	乡镇医疗机构	县级医疗机构	县级以上机构	总计
1	19.11	52.65	17.28	89.04
2	0.81	3.86	2.24	6.91
3	0.20	1.22	1.22	2.64
4	—	0.20	0.41	0.61
6	—	0.20	—	0.20
7	—	0.20	—	0.20
8	—	—	0.20	0.20
10	—	—	0.20	0.20
总计	20.12	58.33	21.55	100.00

由于不同病例的治疗措施可能既有门诊又有住院，对门诊和住院

的医疗机构选择研究可发现其中的规律。除了211个病例采取其他措施治疗。表5-9比较了住院和门诊两种治疗措施的医疗机构选择情况,范围包括单独门诊、单独住院以及既有门诊又有住院的2187个病例。在无住院的病例中,门诊选择卫生室和县级医疗机构的病例最多;在乡镇医疗机构住院的病例中,同时选择乡镇医疗机构门诊的病例相应最多;在县级医疗机构住院的病例中,同时选择县级医疗机构门诊的病例也相应最多;在县级以上机构住院的病例中,同时选择村卫生室和县级机构门诊的病例较多。还可以从纵列比较,在无门诊的病例中,同时选择县级医疗机构住院的病例最多;在村卫生室门诊的病例中,同时选择县级和县级以上的医疗机构住院的较多;在乡镇医疗机构门诊的病例中,同时选择乡镇医疗机构住院的病例最多;在县级医疗机构门诊的病例中,同时选择县级医疗机构住院的病例最多。由此可见,乡镇医疗机构的门诊和住院,以及县级医疗机构的门诊和住院具有相关性,而只在村卫生室看门诊的病例更倾向于在县级和县级以上医疗机构住院。

表5-9　住院与门诊医疗机构选择的列联表

		门诊就医级别					总计
		无门诊	村卫生室	乡镇机构	县级机构	县级以上机构	
住院就医级别	无住院	0	703	262	727	3	1695
	乡镇机构	24	10	50	15	0	99
	县级机构	56	41	12	177	1	287
	县级以上机构	24	52	2	27	1	106
总计		104	806	326	946	5	2187

注:Likelihood Ratio = 561.03,p=0.000,表明不同住院级别的门诊级别选择存在显著性差异。

四、治疗行为转变的决策情况

部分病例虽然看门诊,但却没有按照医生的处方购买药物。在

2083 个门诊病例中,有 162 个病例未按照处方购药,占 7.78%。未按处方购药的病例平均次数为 2.03 次。未按处方购药的原因中,135 个病例表示经济困难是最主要的原因,占 83.33%;其他病例未按处方购药的主要原因包括嫌医院的药太贵和认为开的药没用。

医生曾经建议住院但没及时住院的病例有 334 个,占所有就诊病例的 13.93%。未及时住院的主要原因中,86.83% 的病例是因为经济困难,只有 2.99% 的病例是认为没有必要住院,5.09% 的病例是因为没有时间住院。其余未及时住院的病例主要是由于担心住院没人照顾、对住院疗效存在疑问。值得一提的是,在这 334 个病例中,最终选择住院治疗的有 37 个,其余的 297 个病例在调查年度里始终没有住院,由此也可见影响住院的因素具有持续性。

第二节　就医行为影响因素的研究思路和变量选取

农户就医行为的研究既属于健康经济学的内容,也属于农户经济学的内容,对这一问题的分析需要交叉运用相关的健康经济理论和农户行为理论。有关医疗需求行为的国外实证研究文献包括 Akin(1986)、Gertler 等(1987)、Mwabu(1993)、Gupta 和 Dasgupta(2002)等。这些研究文献总体上认为,在特定地区对个人医疗需求行为产生显著影响的因素包括候诊时间、就医距离、患者年龄、教育程度、性别、就医成本、疾病严重程度等(王俊等,2008)。在国内,韩华为(2010)概括了影响患者门诊消费数量的四个主要因素:医疗需要、经济因素、个体的人口社会学特征、医疗供给方行为。吕美晔和王翌秋(2012)利用江苏省、安徽省和贵州省 3 县(区、市)761 位农村居民的调查数据,采用四部模型法分析了中国农村居民医疗服务需求的影响因素。他们的研究认为经济因素已经不再是决定其是否进入医疗服务市场的唯一重要因素,农村居民自身的健康需求是医疗类型选择的重要影响因素。医疗服务价格偏高会加重农村居民的经济负担。表 5-10 较为详细梳理了国内农村居民就医行为研究的主要变量选取和研究方法，对这些文献的梳理一是可以为下文的建模提供指标借鉴，二是有助于廓清农户就医行为的研究思路。

表 5-10　农村居民就医行为研究的主要变量选取和方法

作者	数据来源	因变量	主要自变量	研究单位	方法
吕美晔 王翌秋 (2012)	江苏、安徽和贵州 3 个区县 10 个乡镇农村居民问卷调查	是否就诊；是否住院；门诊支出；住院支出	个人和家庭特征（性别、年龄、婚姻状况、受教育年限、家庭人数、家庭负担系数）；经济因素（家庭人均纯收入、医疗服务价格、参加新农合、医疗点的距离）；疾病史与疾病严重程度；生活方式变量；地区虚拟变量	个体 + 家庭	四部模型法
李晓敏 丁士军 等 (2009)	POVILL 2006 年农户问卷调查	是否有医疗服务需求，农户医疗服务需求水平	农户家庭特征（人口规模、劳动力人数、务农人数、非农务工人数、男性比例）；户主特征（年龄、性别、文化程度、是否干部、健康状况、活动能力、就业状况）；农户经济状况（村级经济状况、经济状况调查评价、自我经济状况评价、村内相对经济状况自评、是否特困户或五保户）；健康状况（户内其他成员健康状况、户内成员生大病与否、是否村级认定大病户、医疗保障制度、参加新农合与否、受到大病医疗救助与否、受到其他医疗保障与否）；医疗服务可得性（离最近医疗点距离、到最近医疗机构时间）	农户	Logistic 模型，多分类排序回归

续表

作者	数据来源	因变量	主要自变量	研究单位	方法
申志伟 蒋远胜 (2008)	西部地区农村合作医疗保险需求研究课题组的农村家庭调查	健康状况，医疗支出对数	个人特征(性别、教育程度、年龄)；家庭特征(人均收入对数，农村合作医疗、家庭规模)；社区特征(村卫生室、通村公路、乡镇中心距离)；健康医护(疾病预防、就诊机构)	个体+家庭+社区	Logistic和多元回归模型
高梦滔 姚洋 (2004)	农业部在中国8个省的家庭调查数据集	两周患病就诊概率，就诊费用	户主受教育年限、人均纯收入、人均家庭财富、非农收入比重、人均土地面积、家庭负担系数、家庭规模、本人治疗需自费百分比、平均千人拥有卫生人员数、村集体发给村医平均工资、乡距离、县距离、独生子女与否、年龄与性别分组哑变量、省哑变量、病种哑变量、地势哑变量	家庭+个体+地区	Heckman两阶段模型，Probit模型
冯黎 陈玉萍 吴海涛 (2009)	POVILL 2006年农户问卷调查	大病就诊概率，就诊费用	性别、年龄、是否外出务工、是否患有慢性病、户主的最高文化程度、家庭人口规模、家庭经济状况、卫生服务可及性、是否参加新型农村合作医疗、有无其他医疗保障	个体+家庭	Heckman两阶段模型
封进 秦蓓 (2006)	CHNS 1989年、1997年数据	是否有医疗支出，医疗支出的水平	年龄、教育年限、家庭人均年收入、家庭规模、医疗价格水平、性别、婚姻状况、有非农工作、家庭成员中有村干部、受自然灾害影响的同龄群、本村有医疗设施、疾病严重程度、医疗保险类型、家庭财富、自评健康状况、地区变量	个体+家庭	Logistic模型

续表

作者	数据来源	因变量	主要自变量	研究单位	方法
潘丹（2010）	CHNS 2004 年、2006 年数据	是否治疗	性别、婚姻状况、年龄、教育、是否非农工作、合作医疗、家中上学的小孩数、家庭收入对数、家庭财富、距离医疗机构的单程时间、到医疗机构的单程费用、医院看病等待时间、治疗一次感冒的价格、由于疾病不能正常活动天数、疾病严重程度、时间变量、区域变量	个体+家庭	Probit 模型
王翌秋张兵（2009）	CHNS 2006 年数据	就诊单位选择	个人特征（年龄、性别、婚姻状况、受教育程度）；经济因素（人均纯收入、医疗服务价格、是否参加新农合）；疾病特征和健康状况（疾病严重程度、疾病史、自评健康状况）；交互项；地区虚拟变量	个体+家庭	多元 Logistic 模型
王俊昌忠泽等（2008）	2005 年对中国 3 个省份 6 个样本地区的家庭健康问卷调查	首次就诊选择的治疗方式	性别、年龄、婚姻、教育、就业、家庭人均年收入、医疗保险、健康状况、地区变量、卫生医疗可及性、卫生医疗可得性、卫生人员情况、卫生费用、卫生满意度	个体+社区	多元 Logistic 模型

第三节　各种治疗措施发生概率和支出水平的影响因素

一、模型介绍与变量选择

本数据中医疗支出为零的病例占有一定比重，而且医疗支出呈右偏分布，在此情况下，使用经典的 OLS 模型估计病例的医疗支出将会产生有偏的系数估计，因为这时所观测到的发生医疗支出的病例并非样本总体的随机选择。针对这一选择性偏误，采用 Heckman(1979)所提出的方法有助于解决这种偏误。本部分分析将应用 Heckman 模型，对病例医疗支出的影响因素进行系数估计，这种估计方法分为两个阶段进行。

第一阶段采用 Probit 模型来估计病例是否发生医疗花费。

$$P_i^* = \beta x_i + \mu_i \text{ , } p_i = 1 \quad \text{如果 } \beta x_i + \mu_i > 0 \tag{1}$$

其中，P_i^* 为发生医疗费用的概率，x_i 为各个解释变量，β 为待估参数，μ_i 为随机误差项。

第二阶段是发生医疗支出的病例的 OLS 模型估计。这一阶段需要从 Probit 模型中得到逆米尔斯比率 λ 作为修正参数，λ 由以下公式获得：

$$\lambda = \frac{\varphi(\beta x_i)}{\varphi(\beta x_i)}$$

其中 $\varphi(\beta x_i)$ 为标准正态分布的密度函数，$\varphi(\beta x_i)$ 为相应的累积分布函数。第二阶段的模型表达式为：

$$\ln(y_i) = \theta z_i + \gamma \lambda_i + \varepsilon_i \tag{2}$$

其中，$\ln(y_i)$ 为医疗费用的对数，z_i 为各个解释变量，θ、γ 是相应的变量系数，ε_i 是随机误差项。

本研究所使用的变量见表 5-11。影响医疗支出的影响因素主要分为个体人口学特征因素、病例疾病特征因素、病例社会特征因素、家庭支持特征因素和治疗决策特征因素。

健康自评是病患跟同龄人相比的健康自我评价，是一种自身的主观判断，所以存在虽然患病但对自身健康评价较好的情况。数据中有 48 个病例的患病时间不详，为保证数据完整性将缺失数据置换为 1，也即认为是调查当年开始患病。数据中只调查 15 岁及以上人口的文化程度，这里将 0 ~ 7 岁的人口置换为文盲，将 8 ~ 14 岁的人口置换为小学文化。慢性病全称为慢性非传染性疾病，它不是某种具体的疾病，而是对起病隐匿、病情迁延不愈、缺乏确切传染性生物病因证据、且有时尚未被完全确认的一类疾病的总称。慢性病的一个重要特征是起初临床症状轻、病程周期长，患者起初没有痛苦，但等到疾病发作，往往已经很严重（高其法等，2009）。根据慢性非传染性疾病的界定，将糖尿病、精神病、心脏病、高血压、脑血管病、老慢支、肝病硬化、类关节炎、先天畸形 9 种普遍认可的慢性病类型提取出来作为慢性病类别，其他病例中的疾病，都界定为非慢性病。需要说明的是，这种分类并不太精确，某些疾病分类下面可能还有一些疾病是属于慢性病，但在农户调查中无法做到十分精细；另外，随着医学技术的进步，某种疾病是否属于慢性病也在不断的变化，比如，某些医学家认为癌症不再是不治之症，应当划入慢性病类别。

表 5-11 变量描述

因素	变量	变量类型	定义	病例数（例）	比例(%)或均值
被解释变量	医疗总支出	C	包括自我治疗、门诊和住院的支出(元)	2829	1569.83
	自我治疗支出	C	自己购药、土方和迷信治疗支出(元)	957	469.75
	门诊治疗支出	C	门诊治疗医院收费(元)	2001	920.19
	住院治疗支出	C	住院期间医院收费(元)	490	4388.17
病例人口学特征	性别	D	0 = 女	1825	51.76
			1 = 男	1701	48.24
	年龄	C	调查年度病患年龄(岁)	3526	48.31

续表

因素	变量	变量类型	定义	病例数（例）	比例(%)或均值
病例疾病特征	健康自评	O	1 = 非常差	419	11.88
			2 = 比较差	1898	53.83
			3 = 一般	876	24.84
			4 = 比较好	294	8.34
			5 = 非常好	39	1.11
	是否慢性病	D	0 = 其他疾病	2922	82.87
			1 = 慢性病	604	17.13
	患病时间	C	患病时间长度(年)	3526	8.67
	病例患其他大病	D	0 = 无	2295	65.09
			1 = 有	1231	34.91
病例社会特征	婚姻状况	N	1 = 未婚	551	15.63
			2 = 已婚	2593	73.54
			3 = 离婚	3	0.08
			4 = 丧偶	379	10.75
	主要职业	N	1 = 务农家务	2320	65.80
			2 = 打工	448	12.70
			3 = 企业经营	56	1.59
			4 = 学生	197	5.59
			5 = 无就业	348	9.87
			6 = 其他	157	4.45
	文化程度	O	1 = 文盲	1494	42.37
			2 = 小学	1113	31.56
			3 = 初中	707	20.05
			4 = 高中(中专)	192	5.45
			5 = 大专	8	0.23
			6 = 本科及以上	12	0.34

续表

因素	变量	变量类型	定义	病例数（例）	比例(%)或均值
家庭支持特征	家庭经济状况	O	1 = 比较富裕	45	1.28
			2 = 略有节余	271	7.68
			3 = 基本够用	1216	34.49
			4 = 有些困难	1401	39.73
			5 = 十分困难	593	16.82
	负债水平	C	年度私人借款额度(元)	3526	1769.80
	其他成员大病	D	0 = 无	1402	39.76
			1 = 有	2124	60.24
	参加新农合	D	0 = 无	442	12.54
			1 = 有	3084	87.46
治疗决策特征①	是否就诊	D	0 = 无	1128	31.99
			1 = 有	2398	68.01
	是否门诊	D	0 = 无	1443	40.92
			1 = 有	2083	59.08
	是否住院	D	0 = 无	3034	86.05
			1 = 有	492	13.95
	门诊级别	O	1 = 村卫生室	806	38.69
			2 = 乡镇机构	326	15.65
			3 = 县级机构	946	45.42
			4 = 县级以上机构	5	0.24
	住院级别	O	1 = 乡镇机构	99	20.12
			2 = 县级机构	287	58.33
			3 = 县级以上机构	106	21.55

注:变量类型中 C 表示连续变量,N 表示定类变量,O 表示定序变量,D 表示二分变量。

① 其中门诊级别变量的病例总数为 2083 例,住院级别变量的病例总数为 492 例,在后面回归结果中也可以看到,492 个住院病例,报告住院医疗支出的为 490 例。

二、回归分析结果

2829 个病例报告有医疗支出，占所有病例的 80. 23% 。医疗总支出是自我治疗支出、门诊治疗支出和住院治疗支出的总和，由于数据中只调查病例该年度最近一次住院的费用，因此严格地说，医疗总支出并不是全年病例的医疗总支出。但由于本研究样本中，一年中住院超过 1 次的病例极少，因此某种程度上医疗总支出也反映了病例的全年医疗总支出情况。957 个病例报告有自我治疗支出，占所有病例的 27. 14% 。自我治疗支出是自我购药、土方治疗支出和迷信支出的总和。2001 个病例报告有门诊治疗支出，占所有病例的 56. 75% 。490 个病例报告有住院治疗支出，占所有病例的 13. 90% 。4 个被解释变量分别为医疗总支出、自我治疗支出、门诊医疗支出、住院医疗支出，所有被解释变量都取对数。

在 4 个模型的变量选取中，病例人口学特征因素、病例疾病特征因素、病例社会特征因素、家庭支持特征因素的变量选取没有任何差异。而治疗决策因素在不同模型中，根据实际情况选取的具体变量有所差异。医疗总支出模型中，第一阶段的选择模型只选取是否就诊变量，第二阶段 OLS 模型中选取是否门诊和是否住院两个变量，因为如果病例参加门诊或住院，则必定是选择了就诊，为了避免多重共线性，是否就诊与是否门诊、是否住院不能同时作为解释变量。自我治疗支出模型中，第一阶段和第二阶段都选取了是否门诊和是否住院变量，目的是为了考察门诊和住院是否影响自我治疗的决策。门诊治疗支出模型中，选取是否住院变量考察住院是否影响门诊治疗决策，同时加入门诊级别变量以考察不同等级门诊医疗机构是否对门诊决策产生影响。住院支出模型中，选取是否门诊变量考察门诊是否影响住院治疗决策，同时加入住院级别变量以考察不同等级住院医疗机构是否对住院决策产生影响。

表 5-12　医疗支出的 Heckman 回归结果(边际效应)

	医疗总支出		自我治疗支出		门诊治疗支出		住院治疗支出	
	第一阶段	第二阶段	第一阶段	第二阶段	第一阶段	第二阶段	第一阶段	第二阶段
常数项	0.592*	6.099***	-0.669**	9.333***	0.927***	5.362***	-0.365	7.649***
性别(以0=女性为对照)	-0.021	0.060	0.003	0.046	0.029	0.105	-0.055	0.106
年龄	0.003	-0.001	0.031***	-0.059	-0.002	0.009	-0.053***	0.098
年龄平方项	0.000	0.000	0.000***	0.001	0.000	0.000	0.000***	-0.001
健康自评	-0.069*	-0.192***	-0.118***	-0.089	-0.093***	-0.340***	0.033	-0.099
慢性病(以0=其他疾病为对照)	0.073	-0.071	0.148**	-0.190	-0.118**	-0.231	-0.061	-0.070
患病时间	-0.009***	-0.005**	-0.001	-0.001	-0.026***	-0.049	-0.077***	0.114
病例患其他大病(以0=无为对照)	-0.279***	-0.526***	-0.071	-0.482**	-0.296***	-1.063***	-0.544***	1.000
婚姻状况(对照组=未婚)								
已婚	0.194	0.096	0.262**	-0.283	0.146	0.100	0.441***	-0.582
离婚	-0.888	1.188	-5.471	—	-0.294	-0.353	1.995	-1.831
丧偶	0.246	-0.233*	0.285**	-0.738	0.198	0.028	0.335*	-1.065*
职业(对照组=务农家务)								
打工	0.064	0.294***	-0.071	0.534**	-0.016	0.195	0.038	0.020
企业经营	-0.106	0.368*	-0.113	0.640	-0.209	-0.042	0.223	-0.334
学生	0.182	-0.034	-0.086	0.686	0.412***	0.404	-0.369**	0.431
无就业	-0.087	0.587***	0.118	0.317	-0.151*	0.344	0.674***	-0.770
其他职业	0.324*	0.587***	0.496***	0.035	0.075	0.854***	0.368**	-0.348
文化程度	0.055	0.030	0.060*	-0.180	0.022	0.096	0.136***	-0.187
经济状况	-0.075**	0.085***	-0.094***	0.144	-0.031	0.088	0.092**	0.009
负债水平	0.000	0.000	0.000	0.000	0.000	0.000	0.000	0.000

续表

	医疗总支出		自我治疗支出		门诊治疗支出		住院治疗支出	
	第一阶段	第二阶段	第一阶段	第二阶段	第一阶段	第二阶段	第一阶段	第二阶段
其他成员大病（以0=无为对照）	-0.109 *	-0.144 * * *	-0.033	-0.144	-0.161 * * *	-0.307	-0.330 * * *	0.520
参加新农合（以0=无为对照）	0.047	0.018	0.208 * * *	-0.228	0.015	-0.089	0.068	-0.088
是否就诊（以0=无为对照）	1.266 * * *							
是否门诊（以0=无为对照）		0.419 * * *	-0.949 * * *	2.164			0.303 * * *	-0.433
是否住院（以0=无为对照）		1.634 * * *	-0.512 * * *	1.092	-0.012	-0.615 * * *		
门诊或住院级别						0.135 * * *		0.682 ***
Inverse mills ratio		-0.790 * * *		-2.644		2.675		-1.410
N	3526	2829	3526	957	3526	2001	3526	490
	Wald chi2(22) = 1086.86, Prob > chi2 =0.0000		Wald chi2(21) = 62.56, Prob > chi2 = 0.0000		Wald chi2(22) =101.38, Prob > chi2 =0.0000		Wald chi2(21) =45.33, Prob > chi2 =0.0016	

注：* * *，* *，* 分别表示在1%、5%和10%水平上显著。

将上述变量分别作为影响医疗总支出、自我治疗支出、门诊治疗支出和住院治疗支出的解释变量，运用Stata12统计软件中的Heckman两阶段模型（two-step）命令进行影响因素分析。为了提高模型结果的简洁性，模型估计中将定序变量当作连续变量。表5-12汇报了Heckman两阶段模型回归的边际效应结果。总体上看，模型的Wald chi2值均在0.01水平下显著，说明模型整体拟合效果都很好。在医疗总支出模型中，逆米尔斯比率（Inverse Mills Ratio）在0.01水平下显著，说明该样本存在选择偏误的情形,而其他 3 个模型的逆米尔斯比率在 0.1 显著性水平下均不显著,说明这 3 个模型的样本不存在选择性偏误。是否存在选择性偏误并不影响 Heckman 两阶段模型的使用,因为 STATA 回归中会自动对存在样本选择偏误的模型作出校正,而不存在样本选择偏误的模型加入 lamda 变量也不影响其他变量的显著性。

(1)性别变量。在 4 个模型中,男性或女性发生医疗支出的概率和支出水平都没有显著差异。由于本书研究的是大病样本,而且样本区域红安县男女社会地位较为平等,这可能是农户的治疗决策并不存在性别差异的原因。

(2)年龄变量。在 4 个模型中,自我治疗支出和住院治疗支出模型的第一阶段中,年龄及其平方项变量在 1% 水平上显著。而年龄及其平方项在这两个模型的第二阶段,以及医疗总支出和门诊治疗支出模型中在 10% 水平上均不显著。自我治疗支出和住院治疗支出模型的第一阶段中,年龄平方项的系数接近于 0,因此这里只看年龄变量的影响。年龄越大,发生自我治疗支出的概率越大,与之相反,发生住院治疗支出的概率越小。这说明,年纪越大的病例,更多倾向于选择自我治疗行为以减少开支,从而减少住院行为。但各个模型中第二阶段的年龄及其平方项在 10% 的水平上均不显著也说明,一旦发生进行某种措施治疗,各年龄层的病例开支不存在差异。

(3)健康自评变量。在医疗总支出模型中,病例自评健康等级越高,发生医疗支出的概率越小,每提高一个自评健康等级,病例发生医疗支出的概率平均降低 6.9% ,且在 10% 的水平上显著;病例自评健康每提高一个等级,医疗总支出可减少 19.2% ,且在 1% 水平上显著。在自我治疗支出模型中,病例每提高一个自评健康等级,发生自我治疗支出的概率评价降低 11.8% ,且在 1% 水平上显著;一旦发生自我治疗支出,不同健康自评等级的病例支出水平不存在统计差异。在门诊治疗支出模型中,每提高一个自评健康等级,病例发生医疗支出的概率平均降低9.3%，且在1%水平上显著；一旦发生门诊支出，健康自评等级每提高一个等级，支出水平平均降低34.0%，且在1%水平上显著。健康自评在住院治疗支出模型的两个阶段皆不显著。总体说明，病例对自身健康状况的评价，与其进行某种治疗措施的概率和支出水平密切相关。

（4）慢性病变量。当病例所患疾病属于慢性病时，发生自我治疗支出的概率提高14.8%，发生住院治疗支出的概率降低11.8%，都在5%水平上显著。这说明，由于慢性病是一种长期疾病，慢性病引致病例更多选择自我治疗，更少选择门诊治疗，但住院的选择行为没有统计差异。这可能是由于病例长期患病，对自身病情具有一定经验，能够通过自我治疗而非门诊来控制病情，但是一旦病情严重，慢性病与否引致的住院就诊决策没有差异。

（5）患病时间变量。患病时间越长，表示该病例开始发病的时间越早。从第一个模型看，患病时间越长，发生医疗总支出的概率和支出水平越低，且分别在1%和5%水平上显著。从自我治疗支出模型看，患病时间长短与发生自我治疗支出的概率和水平无关。从门诊治疗支出和住院治疗支出两个模型看，患病时间越长，病例发生门诊治疗支出和住院治疗支出的概率越低，且均在1%水平上显著。但一旦进行门诊或住院治疗，其支出与患病时间长短无关。这说明，病例患病时间长短，都可能一直采取自我治疗的决策，并随着患病时间延长，病情可能比较稳定，病例进行门诊和住院的决策发生概率相对较低，不过一旦病情恶化发生门诊或住院行为，其支出额度与患病时间短的病例无异。

（6）病例患其他大病变量。从医疗总支出模型看，如果病患同时患有其他疾病，则病例为该病发生医疗支出的概率和水平相应降低，均在1%水平上显著。在自我治疗支出模型中，病例是否患有其他大病并不影响发生自我治疗支出的概率，但一旦发生自我治疗支出，当患有其他大病时，却能使病例减少在该病上所使用的支出。在门诊治疗支出模型中,患有其他大病比没患其他大病的病例发生门诊治疗支出的概率和水平分别低29.6%和106.3%,且均在1%水平上显著。在住院治疗支出模型中,患有其他大病比没患其他大病的病例为该病发生住院支出的概率低54.4%。总体说明,当病患同时患有两种以上大病时,相对于只患有一种大病的病患来说,用于每种疾病的治疗决策较为保守。

(7)婚姻状况变量。已婚病例与未婚病例相比,发生自我治疗支出的概率提高26.2%,发生住院支出的概率提高44.1%,且分别在5%和1%水平上显著。丧偶病例与未婚病例相比,发生自我治疗支出和住院治疗支出的概率分别提高28.5%和33.5%;丧偶病例的医疗总支出水平平均低23.2%,其中住院治疗支出低106.5%。这一现象的可能解释是,已婚病例和丧偶病例可能比未婚病例更加关注自身的健康,虽然丧偶病例比未婚病例更关注健康,但在医疗支出上却可能持有更节俭的观念,面对较高的住院支出,可能更加倾向于提前出院。

(8)职业变量。相比主要从事务农和家务活动的病例,以外出打工为主要职业的病例,其医疗总支出平均高出29.4%,其中自我治疗支出平均高出53.4%,且分别在1%和5%水平上显著。学生身份的病例与从事务农家务的病例相比,发生门诊支出的概率更高,而发生住院支出的概率更低。无就业病例与从事务农家务的病例相比,其医疗总支出高出58.7%,住院支出概率高出67.4%,但门诊支出概率较低。可能的解释是,无就业病例连基本的农业劳动和家务劳动都不做,其活动受限情况十分严重,因而医疗支出较多,并且更多的选择住院治疗。

(9)文化程度变量。病例文化程度每提高一个等级,发生自我治疗的概率平均提高6.0%,同时发生住院治疗的概率平均提高13.6%,两者分别在10%和1%水平上显著。这说明文化程度越高的病例,越可能根据自身的病情体验,实施自我治疗措施,而一旦认为病情较为严重,可能更愿意积极主动的选择住院治疗决策。

(10)经济状况变量。从医疗总支出模型看,户内经济状况每降低一个等级,其发生医疗支出的概率平均降低7.5%,但一旦发生医疗支出,经济状况每降低一个等级的平均支出水平反而增加8.5%。经济状况越差,其发生自我治疗支出的概率越低,发生住院支出的概率越高,且分别在1%和5%水平上显著。经济状况与治疗决策关系的可能解释是,户内经济状况越差的病例,可能形成贫病交加的困境,户内经济状况较差的病例,并不寻求积极的治疗决策,但往往却由于大病缠身而被动的发生住院治疗行为。

(11)负债水平变量。在4个模型中,户内负债水平的系数均不显著,这说明家庭向户外的借款额度高低,并不影响病例的就医行为。调查样本中,高达68.75%的病例所在的家庭在调查年度不存在借款情况,农户发生借款的额度,可能更多属于家庭可控范围内,因此借款额度并不直接影响治疗决策。

(12)其他成员大病变量。当户内其他成员患有大病时,病例发生医疗总支出的概率和水平分别降低10.9%和14.4%,且分别在10%和1%水平上显著。在门诊治疗支出模型和住院治疗支出模型中,户内其他成员患有大病的病例发生门诊支出和住院支出的概率分别下降16.1%和33.0%,且均在1%水平上显著。总体说明,当户内其他成员患有大病时,每个病例采取的是较为消极的治疗决策,这可能是因为多个成员患有大病的家庭负担较重,从而抑制了病例某些大病的就医需求。

(13)参加新农合变量。在4个回归模型中,只有自我治疗支出模型的第一阶段系数在1%水平上显著。相比家庭没有参加新农合的病例,家庭参加新农合的病例发生自我治疗支出的概率更高,这可能是由于新农合投保时的逆向选择所致,即长期进行自我治疗的病例家庭有可能更积极参加新农合。是否参加新农合病例发生门诊支出和住院支出的概率却没有统计差异,这说明参加新农合与否,实际并不影响病例的门诊和住院决策,可能的解释是由于调查样本所在地区在调查当年是第一年正式实施新农合,很多农户对新农合尚不了解,不敢贸然改变长期形成的治疗决策。

(14)是否就诊变量。医疗总支出模型显示,选择就诊的病例,发生医疗支出的概率明显增加。这也可以说明,就诊但没有产生治疗花费或购买药物花费的病例实际上只是少数。

(15)是否门诊变量。进行门诊的病例相比没有门诊的病例,医疗总支出平均高出 41.9%。进行门诊的病例,其发生自我治疗支出的概率大大降低,但发生住院支出的概率又有较大提高,两者均在 1% 水平上显著。可能的解释是,相比没有治疗或单纯自我治疗的病例,病例的医疗支出明显增加,病例进行门诊以替代自我治疗措施,由于进行门诊使得病情状况及时被发现,在医生建议下增加了住院治疗的可能性。

(16)是否住院变量。进行住院的病例相比没有住院的病例,其医疗总支出平均高出 163.4%。住院病例发生自我治疗支出的概率降低 51.2%;虽然发生门诊支出的概率没有显著差异,但门诊支出水平下降 61.5%。变量的显著性情况说明一旦进行住院,病例的医疗支出将大大增加,同时也表明不同医疗措施之间存在明显的替代性。

(17)门诊或住院级别变量。选择门诊医疗机构每提高一个级别,病例的门诊治疗支出平均提高 13.5%,选择住院医疗机构每提高一个级别,病例的住院治疗支出平均提高 68.2%,住院治疗支出提高幅度大于门诊提高幅度,且两者均在 1% 水平上显著。这也反映了不同等级医疗机构的收费,尤其是在住院费用方面,存在较大差异,等级越高的医疗机构,其收费越高。

第四节　就诊机构级别选择的影响因素研究

一、模型介绍与变量选取

病例的治疗决策不仅包括选择治疗措施,同时也包括选择就诊医疗机构。为进一步分析病例门诊或住院的医疗机构级别选择,本节将采用多元 logistic 回归模型,深入探讨影响病例就诊机构等级选择的因素。病例的就诊机构等级选择,主要包括门诊机构等级选择和住院机构等级选择。这里的机构等级区分,蕴含着医疗机构的医疗条件差别。门诊治疗的医疗机构等级包括村卫生室、乡镇医疗机构、县级医疗机构和县级以上机构 4 个等级,住院治疗的医疗机构等级包括乡镇医疗机构、县级医疗机构和县级以上机构 3 个等级。一般认为在这 4 个级别机构中,村卫生室的医疗条件最弱,县级以上医疗机构的医疗条件最好。调查中,病例若在调查年份看过门诊,则记录最主要的门诊机构级别,若在调查年份有住院,则记录该年度最近一次住院级别。

为了比较病例门诊或住院医疗机构选择的影响因素,本节采用多元 logistic 回归模型进行模拟回归分析。门诊治疗的医疗机构等级虽然分为 4 个等级,但在本调查样本中,选择县级以上医疗机构门诊的病例只有 5 例,因此在模型构建中将选择县级医疗机构和县级以上医疗机构的样本进行合并,称为县级及以上医疗机构。各个等级医疗机构的门诊和住院病例数量如表 5-11 所示,在此不再赘述。

在门诊多元 logistic 模型中,被解释变量为病例看门诊的医疗机构,分别为村卫生室、乡镇医疗机构和县级及以上医疗机构 3 种,村卫生室取值为 1,乡镇医疗机构取值为 2,县级及以上医疗机构取值为 3。多元 logistic 模型表示为:

$$Ln[\frac{p(y=j|x)}{p(y=i|x)}]=\alpha_j+\sum_{k=1}^{K}\beta_{jk}x_k \tag{1}$$

其中，x_k 为影响病例选择医疗机构的解释变量，除了个别变量外，解释变量与 Heckman 回归模型中的解释变量保持一致，主要的解释变量为病例人口学特征变量、疾病特征变量、社会特征变量、家庭支持特征变量、治疗决策特征变量，β_{jk} 为被解释变量的回归系数向量。$p(y=j)$ 为病例选择第 j 种医疗机构的概率，以 i 为参照类型，病例选择 j 类医疗机构概率与选择 i 类医疗机构概率的比值为 $\frac{p(y=j|x)}{p(y=i|x)}$，简称为事件发生比（odds）。

由于病例的门诊医疗机构选择为 3 类，因此在 logistic 模型中，具体的对比组为：①乡镇机构对村卫生室；②县级及以上机构对村卫生室；③县级及以上机构对乡镇机构。以 p_1、p_2、p_3 分别为选择村卫生室、乡镇机构和县级及以上机构的概率，3 个 logistic 模型具体表达式为：

$$Ln[\frac{p_2}{p_1}]=\alpha_2+\sum_{k=1}^{K}\beta_{2k}x_k \tag{2}$$

$$Ln[\frac{p_3}{p_1}]=\alpha_3+\sum_{k=1}^{K}\beta_{3k}x_k \tag{3}$$

$$Ln[\frac{p_3}{p_2}]=\alpha_3+\sum_{k=1}^{K}\beta_{3k}x_k \tag{4}$$

同样的思路，由于病例的住院医疗机构选择为乡镇医疗机构、县级医疗机构和县级以上医疗机构 3 类，因此在 logistic 模型中具体的对比组为：①县级机构对乡镇机构；②县级以上机构对乡镇机构；③县级以上机构对县级机构。以 p_1、p_2、p_3 分别代表选择乡镇医疗机构、县级医疗机构和县级以上医疗机构的概率，3 个 logistic 模型同样可具体表达为式（2）、（3）和（4）的形式。

二、回归分析结果

(一)门诊级别的选择

以门诊主要医疗机构为被解释变量,以病例人口学特征、疾病特征、社会特征、家庭支持特征相关变量,以及住院级别分类变量为解释变量,相应的多元 logistic 模型估计结果如表 5-13 所示。模型的负二倍对数似然比从 4210.85 下降到 3870.07,似然值卡方检验 $p<0.01$,模型整体有意义,但通过伪判决系数的 Nagelkerke 和 McFadden 检验,分别只有 0.174 和 0.081 的变异可以被模型解释,这一方面可能是由于模型中解释变量主要为哑变量和分类变量,导致模型伪判决系数较低,但伪判决系数的值大小在 logistic 模型中意义不大。考虑到不同级别医疗机构的专业科室技术水平存在差异,疾病类别可能是影响门诊机构选择的影响因素,这里也试图增加 22 个疾病类别作为解释变量。模型整体拟合有统计意义,模型估计的伪判决系数 Nagelkerke 和 McFadden 检验值提高到 0.213 和 0.101,通过不同疾病类别的比较表明,某些疾病相对于另一种疾病,在门诊机构选择中具有统计差异。由于疾病类别不是本书的主要关注变量,为保持模型估计结果的简洁性,这里仍然选择不包括疾病类别变量的估计结果进行分析。另外,这里虽未讨论模型可能存在的内生性问题,但由于选取的变量均来自于相关成熟的研究文献,因此得出的模型结果是可信的。

(1)人口学特征与门诊机构选择。年龄及其平方项系数在模型 2 中具有统计显著性,但年龄平方项的系数几乎等于零。县级及以上医疗机构与村卫生室相比,年龄越大的病例,越倾向于选择县级及以上医疗机构看门诊,这可能是由于年纪越大,患各种疑难杂症的病例更多,需要到更高级的机构才能诊断。另外,性别对门诊医疗机构的选择,没有显著影响。

(2)疾病特征与门诊机构选择。乡镇医疗机构与村卫生室相比,自评健康状况越好的病例越可能选择乡镇医疗机构门诊,县级及以上机构与乡镇机构相比,自评健康状况越好的病例也越可能选择乡镇医疗机构门诊,总体上说明健康状况较好的病例更认同乡镇医疗机构。患病时间在模型 1 和模型 2 中分别在 5% 和 1% 水平上显著,乡镇机构、县级及以上机构分别与村卫生室相比,随着患病时间越长,病例更可能选择村卫生室就诊,发生比分别为 0.980 和 0.991,这说明患病时间越长的病例,可能由于需要长期检查吃药控制病情,从而与村医建立了长期的信任关系。疾病是否为慢性病,病例是否患有其他大病这两个因素并不影响病例的门诊选择。

(3)社会特征与门诊机构选择。主要从事打工活动的病例与在家从事务农家务活动相比,病例更倾向于选择村卫生室看病,这可能是因为当年主要从事打工的病例,其活动能力受限程度较低,因而更倾向于就近看病。在县级及以上机构与村卫生室的比较中,学生身份的病例更倾向于在县级及以上机构门诊。当年无就业的病例,在县级及以上机构与乡镇机构的比较中,更倾向于县级及以上机构门诊。学生身份的病例选择县级及以上医疗机构门诊的可能原因是家庭更为重视下一代的身体健康,当年无就业的病例选择县级及以上医疗机构门诊的可能原因是活动能力受限程度比较严重,或患有疑难杂症。婚姻状况和文化程度对病例的门诊机构选择无显著差异。

(4)家庭支持特征与门诊机构选择。家庭其他成员患有大病的病例,在县级及以上机构与村卫生室的比较中,更倾向于选择村卫生室门诊,在县级及以上机构与乡镇机构的比较中,则更倾向于选择乡镇机构门诊,且分别在 5% 和 1% 水平上显著。总体上看,家庭其他成员患有大病的病例倾向于选择更低级别的医疗机构门诊。有参加新农合的病例,在乡镇机构与村卫生室的比较中,更倾向于选择乡镇机构门诊,在县级及以上机构与村卫生室的比较中,更倾向于选择县级及以上机构门诊,这说明参加了新农合使病例更积极的选择更高级别的医疗机构门诊。

(5)住院级别与门诊机构选择。乡镇机构与村卫生室相比,主要住院级别为乡镇机构的病例,更倾向于选择乡镇机构门诊,主要住院级别为县级以上机构的病例,更倾向于选择村卫生室门诊,且均在1%水平上显著。县级及以上机构与村卫生室相比,主要住院级别为县级机构的病例,更倾向于选择县级及以上机构门诊,主要住院级别为县级以上机构的病例,更倾向于选择村卫生室门诊,且均在1%水平上显著。县级及以上机构与乡镇机构相比,主要住院级别为乡镇机构的病例,更倾向于选择乡镇机构门诊,主要住院级别为县级机构的病例,更倾向于选择县级及以上机构门诊,主要住院级别为县级以上机构的病例,更倾向于县级及以上机构门诊。总体上说明,门诊机构与住院机构的选择具有某种黏性,县级及以上机构住院的病例,可能为了方便,也更倾向于选择村卫生室门诊。

表5-13　病例选择门诊医疗机构影响因素的多元logistic模型估计结果

解释变量	模型1:ln(p2/p1)		模型2:ln(p3/p1)		模型3:ln(p3/p2)	
	系数	发生比	系数	发生比	系数	发生比
常数项	-1.761**		-0.499		1.261	
性别(以0=女性为对照)	-0.050	0.951	0.005	1.005	0.055	1.056
年龄	0.019	1.019	0.040**	1.040	0.021	1.021
年龄平方项	0.000	1.000	0.000**	1.000	0.000	1.000
健康自评	0.207**	1.229	-0.074	0.929	-0.281***	0.755
慢性病(以0=其他疾病为对照)	0.085	1.089	-0.182	0.834	-0.267	0.765
患病时间	-0.020**	0.980	-0.029***	0.971	-0.009	0.991
病例患其他大病(以0=无为对照)	-0.165	0.848	-0.069	0.934	0.096	1.101
婚姻状况(对照组=未婚)						
已婚	0.005	1.005	0.156	1.169	0.152	1.164
离婚	-15.295	0.000	-16.372	0.000	-1.077	0.341
丧偶	0.040	1.041	-0.392	0.675	-0.433	0.649

续表

解释变量	模型1:ln(p2/p1)		模型2:ln(p3/p1)		模型3:ln(p3/p2)	
	系数	发生比	系数	发生比	系数	发生比
职业(对照组=务农家务)						
打工	-0.838***	0.432	-0.431**	0.650	0.407	1.502
企业经营	0.212	1.236	0.540	1.716	0.328	1.389
学生	0.015	1.015	0.562*	1.753	0.547	1.728
无就业	-0.311	0.733	0.333	1.395	0.644**	1.904
其他	-0.522	0.593	0.413	1.511	0.935*	2.546
文化程度	0.034	1.034	-0.012	0.988	-0.046	0.955
经济状况	-0.058	0.943	-0.025	0.976	0.034	1.034
负债水平	0.000	1.000	0.000	1.000	0.000	1.000
其他成员大病(以0=无为对照)	0.151	1.163	-0.301**	0.740	-0.452***	0.636
参加新农合(以0=无为对照)	0.374*	1.453	0.471**	1.601	0.097	1.102
住院机构(对照组=无住院)						
乡镇机构	2.491***	12.079	0.096	1.101	-2.396***	0.091
县级机构	-0.255	0.775	1.338***	3.811	1.593***	4.918
县级以上机构	-2.185***	0.112	-0.864***	0.421	1.321*	3.746

注：***，**，*分别表示在1%、5%和10%统计水平上显著。

(二)住院级别的选择

以最后一次住院主要医疗机构为被解释变量，以病例人口学特征、疾病特征、社会特征、家庭支持特征相关变量，以及是否有门诊经历哑变量为解释变量，相应的多元logistic模型估计结果如表5-14所示。模型的负二倍对数似然比从952.28降低到685.60，似然值卡方检验 $p<0.01$，模型整体有意义。通过伪判决系数的Nagelkerke和McFadden检验，分别有0.489和0.280的变异可以被模型解释，总体上模型拟合结果较好。

表 5-14　病例选择住院医疗机构影响因素的多元 logistic 模型估计结果

解释变量	模型 1:ln(p2/p1)		模型 2:ln(p3/p1)		模型 3:ln(p3/p2)	
	系数	发生比	系数	发生比	系数	发生比
常数项	1.690		-0.588		-2.279**	
性别(以0=女性为对照)	0.425	1.530	0.418	1.519	-0.007	0.993
年龄	-0.079	0.924	0.049	1.051	0.128***	1.136
年龄平方项	0.001	1.001	-0.001*	0.999	-0.002***	0.998
健康自评	-0.265	0.767	-0.396*	0.673	-0.130	0.878
慢性病(以0=其他疾病为对照)	0.829	2.292	0.450	1.568	-0.380	0.684
患病时间	0.054	1.056	0.073	1.076	0.019	1.019
病例患其他大病(以0=无为对照)	-0.314	0.730	-0.216	0.805	0.098	1.103
婚姻状况(对照组=未婚)						
已婚	1.422**	4.144	0.882	2.415	-0.540	0.583
离婚	0.334	1.396	17.606	44286058.349	16.272	11669086.687
丧偶	2.140**	8.501	1.443	4.235	-0.697	0.498
职业(对照组=务农家务)						
打工	0.820	2.271	1.763***	5.831	0.943**	2.568
企业经营	1.837	6.280	1.896	6.658	0.058	1.060
学生	0.223	1.250	0.365	1.441	0.142	1.153
无就业	-0.730	0.482	-0.033	0.968	0.697	2.007
其他	1.083	2.953	2.088**	8.069	1.005*	2.732
文化程度	0.033	1.033	-0.169	0.845	-0.201	0.818
经济状况	0.063	1.065	0.079	1.082	0.016	1.016
负债水平	0.000	1.000	0.000	1.000	0.000	1.000
其他成员大病(以0=无为对照)	0.244	1.276	0.095	1.099	-0.149	0.861
参加新农合(以0=无为对照)	-0.513	0.599	0.013	1.013	0.527	1.693
门诊机构(对照组=无门诊)						
村卫生室	0.692	1.997	1.799***	6.044	1.108***	3.027
乡镇机构	-2.363***	0.094	-3.364***	0.035	-1.001	0.368
县级及以上机构	2.051***	7.778	1.098**	2.999	-0.953***	0.386

注：***，**，*分别表示在1%、5%和10%统计水平上显著。

(1)人口学特征与住院机构选择。年龄及其平方项变量在模型 3 中具有统计显著性,年龄系数为正,年龄平方项系数为负,年龄对住院机构的影响呈倒 U 形,县级以上机构与县级机构相比,随着年龄的增加,病例更倾向于选择县级以上机构住院,但到一定年龄后,病例更倾向于选择县级机构住院。通过数学求导,可得到这种变化的年龄转折点为 32 岁。性别对病例住院机构的选择影响无统计显著差异。

(2)疾病特征与住院机构选择。模型 2 中县级以上机构与乡镇机构相比,病例健康状况自我评价越好,则越倾向于选择乡镇医疗机构住院。是否慢性病、患病时间和是否患有其他大病对病例的住院机构选择无显著影响。

(3)社会特征与住院机构选择。在模型 1 中,已婚和丧偶病例与未婚病例相比,更倾向于选择县级医疗机构而非乡镇机构住院,这可能是由于这部分病例对疾病更加敏感。以职业为务农家务活动的病例为参照,县级以上机构与乡镇机构相比,从事打工和其他活动的病例更倾向于选择县级以上机构住院,县级以上机构与县级机构相比,从事打工和其他活动的病例也更倾向于选择县级以上机构住院,这说明从事打工的病例可能更为迫切地想把病治好,从而选择医疗条件更好的医疗机构,同时从事打工活动的病例在大城市发生工伤的风险较大,从而选择了当地医疗条件较好的县级以上医疗机构住院。

(4)家庭支持特征与住院机构选择。户内负债水平、户内是否有其他成员大病,是否参加新农合对住院机构等级的选择,不存在统计差异性。值得一提的是,农户家庭是否参加新农合,并不影响病例住院机构级别的选择,这可能是由于不管是否参加新农合,病例住院都需要自己支付相当比例的资金,所以并不存在新农合诱导病例改变住院机构选择的动力。

(5)门诊级别与住院机构选择。县级机构与乡镇机构相比,主要门诊级别为乡镇机构的病例,更倾向于选择乡镇机构住院,主要门诊级别为县级及以上机构的病例，更倾向于选择县级机构住院，且均在1%水平上显著。县级以上机构与乡镇机构相比，主要门诊级别为村卫生室的病例，更倾向于选择县级以上机构住院，主要门诊级别为乡镇机构的病例，更倾向于选择乡镇机构住院，主要门诊级别为县级及以上的病例，更倾向于县级以上机构住院，且分别在1%、1%和5%水平上显著。县级以上机构与县级机构相比，主要门诊级别为村卫生室的病例，更倾向于选择县级以上机构住院，主要门诊级别为县级及以上机构的病例，更倾向于选择县级机构住院，且均在1%水平上显著。总体上说明，住院机构与门诊机构的选择具有某种黏性，主要为村卫生室门诊的病例，则直接跳过乡镇机构的选择，更倾向于直接到县级以上机构住院。

第六章　大病冲击下的户内外资源支持分析

近年来农村医疗保障制度从无到有,逐步为农户建立起了一个初步的防护网,但由于我国正式的医疗制度对农户疾病的保障尚处于较低水平,农村地区长期存在着的“看病难、看病贵”和“因贫致病,因病返贫”等问题仍未能得到明显改善。由此导致,大病农户的大部分医疗费用仍由农户家庭内部承担。贫困首先意味着收入和财富的匮乏,贫困群体缺乏获取基本生活要素的能力,营养不良及饮食的不均衡直接影响人们的身体健康。在发展中国家营养不良是一个常见的问题,营养不良使人们更容易患病。对于贫困人口来说,摄入卡路里和蛋白质等营养物质偏少导致的营养不良,是“因贫致病”的重要原因。户内的缓冲能力直接影响农户的就医行为。贫困农户处理昂贵医疗费用负担的机制是,减少包括食物在内的基本需求的消费。如果食物持续减少可能会导致营养不良,而营养不良又降低了身体免疫能力而增加了患病风险,疾病又增加了营养不良的可能性(Asenso-Okyere,2011)。为解决大病医疗支出,农户除了家庭内部筹资,还可能利用户外社会网络中获得各种非正式支持。这种户外非正式支持主要发生在几个情况下:①当家庭内部成员的资金不足以维系医疗支出时,就需要向家庭外部群体寻求帮助。②有时家庭内部虽然可以承担成员的医疗支出,但由于大部分资金用于医疗开支而可能使家庭可持续生计能力受到削弱，这时候也需要外部支持。③虽然家庭内部完全可以应付大病冲击，也并不会明显影响家庭可持续生计发展能力，但由于社会外部的主动支持，使得家庭生计依然稳定发展。贫困地区农户的大病冲击更多的是第一、第二种情况。由于农村是一种熟人社会，社会资本在大病农户的疾病照料、医疗处理和生计恢复等各个方面都起到关键作用，农户社会资本的强度和不同特征，直接影响到农户的疾病处理策略及其生计结果。因此，从社会资本角度研究农户的大病筹资行为、医疗行为，并从可持续生计的视角看待农户的生计发展，对进一步完善农村的医疗保障制度具有重要的现实意义。除了非正式的社会支持，大病农户还可能通过正式渠道获得正式社会支持，如新农合报销、医疗救助、社会救助等。

农户医疗资金紧缺问题，首先严重制约着大病冲击下农户的就医行为。其次，大病农户可持续生计恢复能力依赖于各种资本的有机投入，而筹资方面的约束直接影响到农户可持续生计恢复的资金投入问题。本章对大病农户的户内外资源支持情况进行分析，特别重视不同经济状况农户的差异性，因为经济状况某种程度上反映了农户的户内缓冲能力。研究不同经济状况的农户在大病冲击下的户内外支持情况，有助于深入理解大病、经济状况与户内外支持的理论关联，以及贫困农户相对于非贫困农户在疾病冲击下的脆弱性，并有助于提高对农户可持续生计建设的认识。

本章将从四个方面进行分析：①分析大病农户的户内外筹资能力、户内缓冲能力。②从农户角度分析大病农户正式社会支持问题。③从农户层面和县域层面的社会资本，分析大病农户社会资本与非正式社会支持的关系。④进行大病农户社会资本的案例分析。

第一节 大病农户的户内外筹资能力分析

不同经济状况农户在大病冲击下的户内外资源支持可能存在差异。目前对大病农户的研究虽然关注了疾病与农户生计和医疗费用的问题,但对农户的大病、经济状况与筹资约束缺乏一个深入的理论关联,也未能利用数据合理论证它们之间的相互影响机制。对于多数大病农户来说,他们面临着多方面筹资以应对大额医疗支出的情况,因此对筹资约束的研究无疑成为理解农户医疗行为和医疗选择的关键。而这种资源支持强弱对农户降低脆弱性以及可持续生计具有重要作用。

从理论上,大病、经济状况与资源支持至少存在如图 6-1 所示的各种关系,①在大病冲击下,家庭成员的治疗使家庭支出负担加重,这可能导致家庭的经济水平下降,即所谓因病致贫。同时,贫困使农户长期减少食物消费从而引起营养不良,或为摆脱贫困从事高强度或危险性劳动从而导致职业伤害,这两种都属于因贫致病。②大病农户可能受到社会排斥[①],同时使社会资本的经营能力和存量下降,最终导致户外资源支持下降。反之,资源支持高低也可能引起家庭成员预防健康风险的措施差异,从而可能使农户的小疾酿成大病。③农户经济状况直接影响到家庭内部的缓冲能力,并可能间接影响到户外资源支持,因为经济状况的高低与社会地位和经济信誉密切相关,借贷方可能根据借债方的预期偿还能力决定是否借贷给其他农户。反之,资源支持往往影响到农户的经济状况。④大病农户为应付医疗支出,往往根据家庭资源采用各种可行的户内缓冲行为。⑤不同经济状况的农户,在大病冲击下往往采取有差别的缓冲行为,因为它们之间存在缓冲能

① 社会排斥或社会孤立是指个人被排斥出家庭和社会关系。豪斯等人从社会关系存在、社会关系结构、社会关系质的方面等来考察社会关系,社会关系排斥或社会孤立是指交往人数和频率下降,社会网络分割和社会支持减弱。

力的差异。

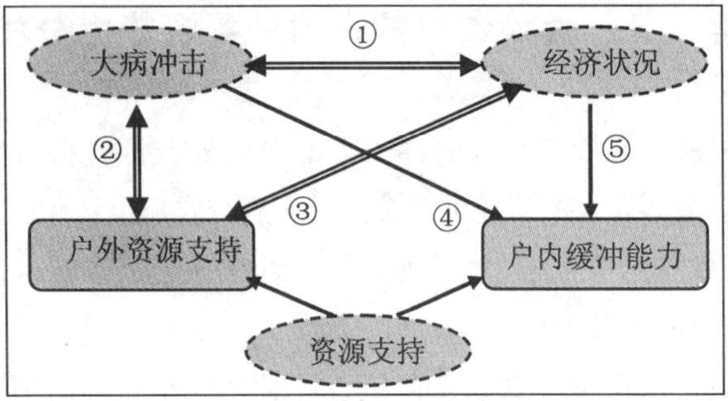

图 6-1　大病、经济状况与资源支持的关系

对于大病农户来说，户内缓冲能力主要表现在应付医疗支出的筹资能力。筹资能力主要考察农户在大病冲击下，为筹集资金应对医疗费用而在家庭内部所采取的一系列措施，筹资能力可以反映农户的贫困深度和可持续生计恢复能力。本调查中筹资能力的考察问题定义为"若现在因为某件大事突然需要现金 2000 元，能否在一个星期左右时间里筹集到"。在四川省一个镇的 1105 个农户的调查中①，16.1% 表示可以用家庭内部储蓄，42.4% 表示通过别人帮助可以筹集到资金，15.3% 表示对能否筹集到资金表示不确定，24.9% 的农户表示根本不能够筹集到资金，1.4% 的农户没有回答（表 6-1）。

家庭成员患有大病的农户为 621 户，没有大病的农户为 484 户。按照是否患有大病与筹资能力进行列联表分析，在是否患有大病的两类农户中，根据 Pearson 卡方检验在 0.05 显著性水平下其筹资能力存在区别。有大病农户使用家庭内部储蓄的能力低于无大病农户，当家庭内部筹集不到足够的资金时，有无大病的农户能够通过别人帮助的比例最大，分别为 43.8% 和 40.5%。不能够通过家庭内外筹集到资金

① 由于红安数据未调查该问题，本部分的数据分析来自四川省童寺镇 3 个村的调查，该数据的选样方法与红安数据完全一样。

的农户占 24. 89% ,其中有大病组占 26. 57% ,比无大病的农户约高 4 个百分点。总体上看,有大病的农户户外筹资能力相对较弱。

表 6-1　大病冲击与筹资能力

		家庭储蓄	别人帮助	不一定	根本不能	未回答	总计
有大病	频数	81	272	95	165	8	621
	占%	13. 04	43. 80	15. 30	26. 57	1. 29	100
无大病	频数	97	196	74	110	7	484
	占%	20. 04	40. 49	15. 29	22. 73	1. 45	100
总计	频数	178	468	169	275	15	1105
	占%	16. 11	42. 35	15. 29	24. 89	1. 36	100

从自我满足程度将农户经济状况划分为 5 个等级,并与农户筹资能力作列联表分析(表 6-2),在 0. 01 显著性水平下,Pearson 卡方和似然值卡方检验都表明不同经济等级组的农户筹资能力存在差异。由表 6-2 可知,使用家庭储蓄筹资的比例随着贫困程度增加而依次降低。比较富裕组中 55. 56% 的农户可以使用家庭储蓄,33. 33% 的农户根本不能筹集到资金,该组样本较少代表性不强;略有节余的农户除 50. 48% 通过使用家庭储蓄筹资外,39. 05% 能够通过别人帮助。在经济十分困难的农户中,高达 45. 11% 的农户根本不能筹集到资金。总体上看,随着经济状况越差,农户的户外筹资能力越弱。

表 6-2　农户经济状况与筹资能力

		家庭储蓄	别人帮助	不一定	根本不能	不知道	总计
比较富裕	频数	5	0	1	3	0	9
	占%	55. 56	0. 00	11. 11	33. 33	0. 00	100
略有节余	频数	53	41	5	5	1	105
	占%	50. 48	39. 05	4. 76	4. 76	0. 95	100

续表

		家庭储蓄	别人帮助	不一定	根本不能	不知道	总计
基本够用	频数	93	186	54	64	7	404
	占%	23.02	46.04	13.37	15.84	1.73	100
有些困难	频数	25	177	75	120	6	403
	占%	6.20	43.92	18.61	29.78	1.49	100
十分困难	频数	2	64	34	83	1	184
	占%	1.09	34.78	18.48	45.11	0.54	100
总计	频数	178	468	169	275	15	1105
	占%	16.11	42.35	15.29	24.89	1.36	100

农户大病与经济状况存在相互影响的关系，即所谓"因贫致病"和"因病致贫"。因病致贫指因为疾病尤其是大病使家庭收入减少或收入能力下降，从而陷入贫困；因贫致病指由于贫困而导致健康状况恶化。在0.01显著性水平下，Pearson检验表明有无大病的农户经济状况存在差别。有大病的农户"比较富裕"、"略有节余"和"基本够用"的比例分别低于无大病的农户；而有大病的农户经济状况"有些困难"和"十分困难"的比例高于无大病的农户（表6-3）。

表6-3　农户有无大病与经济状况

	比较富裕	略有节余	基本够用	有些困难	十分困难	总计
有大病	3	51	209	245	113	621
	0.48	8.21	33.66	39.45	18.20	100
无大病	6	54	195	158	71	484
	1.24	11.16	40.29	32.64	14.67	100
总计	9	105	404	403	184	1105
	0.82	9.5	36.56	36.47	16.65	100

前面将农户筹资能力分别与有无大病和家庭经济状况进行交叉分

析，分别在0.05和0.01水平下存在显著性差异。为准确研究有无大病和筹资能力的关系，需进一步控制因贫致病和因病致贫的影响。由于因变量（农户筹资能力）和自变量（有无大病和经济状况）都是蕴含等级和序列的变量，不宜采用方差分析或者线性回归模型，而运用荷兰Leiden大学DTSS课题组研发的最优尺度回归进行分析是一种较好的方法。将农户筹资能力从使用家庭储蓄到根本不能筹集到资金划分为4类等级，未回答的样本剔除出模型。通过spss17进行参数估计，结果如表6-4。

调整后的R平方值为0.194，表明纳入模型的两个变量对农户筹资能力具有19.4%的解释能力。总体上模型的相伴概率F为0.000，模型具有统计意义；模型两个变量的容忍度在交换前后都大于0.1，说明在分析其中一个变量时能够很好地控制住另外变量的影响。在0.1显著性水平下，大病对农户筹资能力存在负影响，有大病的农户筹资能力降低，但从标准化系数和重要系数看，大病对农户的筹资能力影响力度较弱。相反，家庭经济状况对农户筹资能力有非常强的影响。最优尺度回归分析表明，在剔除了有无大病影响后，随着经济状况越差，农户的户外筹资能力越弱。

表6-4　农户筹资能力的最优尺度回归结果

自变量	标准化系数	标准误差	检验值 F	显著水平	重要系数	容忍度	
						交换前	交换后
有无大病	-0.049	0.027	3.207	0.074	0.023	0.990	0.990
经济状况	0.436	0.026	284.670	0.000	0.977	0.990	0.990
调整后的 R^2 为0.194，$F=66.424$，$p=0.000$							

第二节　大病农户的户内缓冲能力分析

当发生大病时，农户家庭除向外部寻求帮助，还通过家庭资产的重新配置来满足大病的医疗支出。一般地说，农户将通过4种途径来重新配置资产，一是减少资产储藏，二是减少家庭消费性支出，三是减少投资或提前变现原来投资，四是减少休闲时间，投入更多劳动以增加收入。针对大病农户为应对大病开支而采取的家庭内部资产变动措施，课题组使用结构化问卷形式，农户可根据实际情况对使用储蓄、减少食物消费、让子女辍学、出售更多粮食、出售生活设备、提前出售家畜、出售生产设备、增加打工、其他增收活动9种应对措施进行复选。使用储蓄是减少家庭的资产储藏，减少食品消费是减少消费性支出，子女辍学是减少当前的投资，更多出售粮食既可能是减少食品消费也可能是减少资产储藏，出售生活设备既是减少资产储藏或减少消费性支出，提前出售家畜既可能是提前变现养殖投资也可能是减少农业畜力投资，出售生产设备是减少当前投资，增加打工和其他增收活动是减少当前的休闲以换取更多收入。

在红安县结构性问卷快速调查的1915个大病农户样本中，排除不采取任何措施的360个缺失样本，共收集到1555个有效样本，由表6-5可知，其中有77.43%的农户采取使用储蓄，16.21%的农户采取减少食品消费，2.89%的农户采取让子女辍学，25.59%的农户采取出售粮食，11.00%的农户采取出售生活设备，6.56%的农户采取提前出售家畜，1.03%的农户采取出售生产设备，21.54%的农户采取增加打工，12.09%的农户选择增加其他增收活动。在0.1的显著性水平下，每种缓冲性筹资行为在不同经济状况农户中都存在统计差异。

表6-5　不同经济状况农户的户内缓冲能力

		使用储蓄	减少食物消费	让子女辍学	出售更多粮食	出售生活设备	提前出售家畜	出售生产设备	增加打工	其他增收活动	农户数
比较富裕	频数	17	2	0	2	2	0	0	2	1	21
	占%	80.95	9.52	0.00	9.52	9.52	0.00	0.00	9.52	4.76	—

续表

		使用储蓄	减少食物消费	让子女辍学	出售更多粮食	出售生活设备	提前出售家畜	出售生产设备	增加打工	其他增收活动	农户数
略有节余	频数	137	11	1	23	5	6	0	21	11	154
	占%	88.96	7.14	0.65	14.94	3.25	3.90	0.00	13.64	7.14	—
基本够用	频数	497	45	3	114	56	30	2	107	51	579
	占%	85.84	7.77	0.52	19.69	9.67	5.18	0.35	18.48	8.81	—
有些困难	频数	416	113	24	186	75	41	9	144	90	587
	占%	70.87	19.25	4.09	31.69	12.78	6.98	1.53	24.53	15.33	—
十分困难	频数	137	81	17	73	33	25	5	61	35	214
	占%	64.02	37.85	7.94	34.11	15.42	11.68	2.34	28.50	16.36	—
响应数		1204	252	45	398	171	102	16	335	188	1555
响应比例%		77.43	16.21	2.89	25.59	11.00	6.56	1.03	21.54	12.09	100.00
检验方法		Pearson	Pearson	Pearson	Pearson	Pearson	Pearson	LR	Pearson	Pearson	—
显著性水平		0.000	0.000	0.000	0.000	0.021	0.049	0.088	0.025	0.006	—

注：根据统计原则，当列联表中有20%以上单元格中的期望频数小于5，不使用Pearson卡方检验，而采用似然率卡方检验（Likelihood Ratio）进行修正。本表是经济状况和复选项筹资行为列联表与经济状况和每种缓冲行为列联表的合并精简，没有全部展示经济状况与每种筹资行为列联表的单元格。

从具体缓冲行为看，比较富裕、略有节余和基本够用组农户使用储蓄的比例都超过80%，高于有些困难和十分困难组农户，这可能是由于经济状况较好的农户拥有的存款越多；随着贫困程度越高，减少食物消费和出售更多粮食的农户比例基本呈递增趋势，这可能是由于家庭劳动力患病导致收入减少，为了筹集医疗费用，主动减少食品消费支出和出售更多粮食以换取现金。为筹资而使其子女辍学的农户总体比例很小，让子女辍学不是缓冲行为的主要形式，但在有些困难和十分困难组农户中仍然占有一定比例。生活设备往往是家庭生活的必需品，不同经济状况农户都存在出售生活设备的行为，但总体比例较小，其中有些困难和十分困难组农户的比例超过10%，这可能是由于贫困农户没有值钱的生活和生产设备可供销售。提前出售家畜的行为在不同经济状况农户中比例不大，但随着贫困程度增加出售家畜的比例递增。家畜作为农户的一种生产投资，在正常情况下农户根据市场价格、家畜育肥或者役畜需求而选择最优的回报，但大病往往使贫困农户提前变现投资，从而可能减少总体收益。增加打工的农户比例在贫困程度越高的农户中越大，这可能是由于打零工是贫困农户筹资的重要渠道之一，比较困难组农户和十分困难组农户中这一比例分别为24.53%和28.50%，但增加打工、减少当前休闲可能会对家庭成员长期的身体健康造成危害，也减少了照料户内病患的时间。大病农户的增收行为还可能是经营小买卖等，有些困难组和十分困难组农户中，增加其他增收活动的农户比例最高，分别为15.33%和16.36%，这一比例也一定程度上也反映出经济状况较差的大病农户的筹资渠道有限性。

通过不同经济状况组农户的比较，总体上可以看出，经济状况较好的农户倾向于选择使用储蓄进行缓冲，而经济状况较差的农户倾向于选择减少食物消费、出售更多粮食、增加打工和其他增收活动。贫困程度越高的农户为了满足大病医疗支出，所采取的减少食物消费和粮食储存的措施，长期来说可能会增加家庭健康人口的患病风险，同时大病农户将仅有的资源用于疾病治疗支出而削弱了生产性投资，这都容易引致"因病致贫"和"因病致病"的结果。

第三节　大病农户正式社会支持存在的问题

全国性医疗体制问题，叠加上医疗资源投入的城市偏向，导致大病农户就医的正式社会支持面临不少问题。"因病致贫、因病返贫"在农村普遍存在，"救护车一响、一头猪白养"，"脱贫三五年、一病回从前"，"做个阑尾炎、白耕一年田"，这些话都诠释了农户面临的就医困境。

农户不会直接思考现行医疗体制存在什么问题，也不会去深究医疗体制问题的原因是什么，农户只会从自身切切实实的感受出发，去认识就医过程中正式社会支持的可及性和可得性问题。从农户的角度看，大病农户就医的正式社会支持问题主要表现在看病难、看病贵、新农合受益有限、获得医疗救助难等。

一、大病看病贵

看病贵，一般是指由于医疗卫生费用增长过快，造成农户对就医满意度低的主观感受。特别当医疗卫生费用增长速度大大快于农户的收入增长速度时，这种看病贵的感受更为强烈。医疗服务成本上升、疾病模式转变、政府监管不到位，合理的医疗补偿机制尚未形成，以及物价指数的长期走高，这些因素都推动了我国医疗费用超常规增长。全国医院门诊次均医药费 1990 年为 10.9 元，而 2005 年为 126.9 元，2010 年为 173.8 元，2010 年是 1990 年的 15.94 倍；出院病人人均医药费 1990 年为 473.3 元，2005 年为 4661.5 元，2010 年为 6525.6 元，2010 年是 1990 年的 13.79 倍。农村居民人均纯收入 1990 年为 686.31 元，2010 年为 5919.01 元，2010 年是 1990 年的 8.62 倍①。

农村地区的医疗服务机构数减少和卫生服务能力减弱，大病农户就医往往只能选择到县城或市区的大医院，随着“以药养医”现象的日益严重，农户的医疗负担进一步加大，很多家境良好的农户或者是刚脱贫的农户又一次陷入贫困困境。“以药养医”是指以药品的高利润拉动医院的经济效益，维持医院的正常运转，增加医生的福利。1985 年以来国家开始扩大医院的自主权，开始把市场机制引入医改，但同时却难以建立有效的监管机制，这就导致公立医疗机构的公益性质淡化，甚至把追求盈利作为主要目标。与此同时，随着病患的医疗需求日益增

① 该数据来自于《中国统计年鉴(2011)》。

长,政府对卫生事业的财政支出远远不足以维持公立医院的日常经营、改善公立医院的医疗条件,医院为了弥补医疗设施改善的各种成本,政府也默许了医疗机构的各种自我创收行为。在这种背景下,医疗机构普遍向就医病患开好药贵药、过度检查和使用高端医疗器械。

从红安的实际情况来看,近年来农户医疗负担重的局面没有改变,2006 年至 2009 年红安县人均住院费用分别为 1562 元、1827 元、1925 元和 2031 元①,医疗费用仍存在增长的势头。表 6-6 显示了红安 4 所县级医院的医疗费用情况,从该表可以看出,县级医院接诊人数基本呈逐年上升情况,特别在新农合实施后的 2008 年和 2009 年,门诊就诊人数明显上升,达到 33. 34 万人和 41. 66 万人,与此同时,门诊的平均费用也呈上升趋势,2008 年和 2009 年人均门诊费用分别为 79. 09 元和 73. 63 元,远高于 2005 年的 48. 83 元。住院情况与门诊情况相似,病人数与费用都呈上升趋势,2009 年住院人数达到 2. 45 万人,是 2005 年的 2. 06 倍,而日均每人住院费用从 2005 年的 177. 44 元上涨到 2009 年的 240. 22 元。仅就红安县级医院来看,农户就医费用的负担不仅没有能够缓解,而且日益沉重。

表 6-6　2005—2009 年红安县级医院就诊的医疗费用

年份	2005	2006	2007	2008	2009
门诊病人(万人)	25. 98	27. 4	27. 32	33. 34	41. 66
门诊手术(例)	4481	4891	4968	8361	7486
门诊收入(万元)	1268. 65	1437. 04	1731. 39	2636. 91	3067. 54
门诊费用(元/人)	48. 83	52. 44	63. 36	79. 09	73. 63
住院病人(万人)	1. 19	1. 31	1. 6	2. 1	2. 45

① 中国红安网:http://www.redhongan.com/2009 -08/21/cms804281article.shtml.

续表

年份	2005	2006	2007	2008	2009
住院手术(例)	3115	3306	4358	4983	5581
住院收入(万元)	1768.03	2035.27	2762.66	3882.3	4857.02
住院费用[元/(人·日)]	177.44	185.9	205.71	216.78	240.22
平均住院(天)	8.34	8.35	8.42	8.52	8.25
医生住院手术数(人/日)	0.16	0.16	0.21	0.21	0.23

注:在此时间内,红安县的农村居民比例达到83%以上,本表虽是全县情况,某种程度上也反映了全县农民的就医情况;该数据来自红安县卫生局机构访谈数据整理计算。

二、大病看病难

第一种“看病难”,是在看病贵这一因素的作用下,病患或农户的支付能力不足以转化为有效需求,在医疗机构面前感觉看病艰难。“看病难”与“看病贵”两者之间的关系是相互联系、相互影响的,而且两者之间是可以互相转化的。

第二种“看病难”,是指城乡卫生资源分配不均导致的医疗卫生服务可及性低。由于农村地区医疗资源绝对量不足,农村地区卫生服务能力较差,卫生技术人才流失严重,无法满足基本医疗卫生服务需求,这是绝对性的“看病难”。因此对于农户来说,在当地看病难,看大病更难。世界卫生组织2001年卫生报告中指出,中国在191个成员的医疗卫生筹资和分配公平性排序中,位列倒数第4位,这也说明我国医疗服务在分配的公平性方面存在很大的问题。而这种不公平性问题最主要体现在城乡医疗资源分配的差距上。城乡之间医疗卫生资源配置的差距和不公平直接导致了农村就医渠道窄、就医路程远等看病难问题。

第三种“看病难”,是由于优质医疗资源供给不足,造成农户去大医院看专家“难”,这是相对性的“看病难”。虽然不同区域的医疗机构,并没有硬性规定服务对象,将农村与城市人口截然分开,但不同区域医疗机构的设置不均带来医疗资源的差异,从而造成不同居住区域的农户医疗便利性的差异。由于农村地区的医疗服务机构数和卫生服务能力的不足,很多农户看病必须到县城或市区的大医院就诊,农民与城镇居民共同竞争稀缺的医疗资源,这便引起了大医院就医拥挤的问题,这种拥挤增加了农户就医的时间成本、精神成本、交通成本,从而在心理感受到看病难。

从贫困地区红安县看,2012 年红安县医疗机构总共有 416 家。其中县直医疗机构有 4 个,分别是县人民医院、县中医院、县妇幼保健院和县惠民医院。人民医院是其中规模最大的医院,2009 年该医院门诊病人 30.92 万人次(含复诊),住院病人 17335 例,住院手术 4041 例,门诊手术 5276 例[①]。乡镇卫生院有 11 所,每个乡镇分别设置 1 所,其中城关镇卫生院、永佳河镇中心卫生院、二程镇中心卫生院、七里坪镇中心卫生院、八里镇中心卫生院为一级甲等医院。疾控中心有 1 所,主要承担全县的传染病防治,重大突发公共卫生事件应急处理,计划免疫和预防接种,结核病、艾滋病、地方病和寄生虫病防治,卫生监测检验,健康教育和医疗保健服务等职责。村卫生室有 396 个,基本上与全县行政村设置的数量一致。除此之外,全县还有合法登记的社会医疗机构和个体诊所 37 个。现有的医疗服务体系,对当地农户看小病来说没有太大的问题,但对于大病农户来说,村卫生室和乡镇卫生院的医疗设备和医生技术水平经常不能满足看大病的需求,县级医院的各个科室设置和医疗水平也参差不齐,相当部分大病农户在县内无法治疗的情况下,只能转到武汉市区看病。

---

① 中国红安网:http://www2.redhongan.com/weisheng/News_View.asp?NewsID=43.

三、大病的新农合受益有限

2002 年 10 月,《中共中央、国务院关于进一步加强农村卫生工作的决定》确定了新型农村合作医疗制度的构建。红安作为湖北省第二批新型农村合作医疗试点县之一,自 2006 年正式开始实施新农合制度。据统计,新农合实施前 4 个月参合农民的门诊诊疗就达到 2.5 万余人次,同比增加 20%,住院人次达 2028 人,同比增加 688 人,参合农民累计报销医疗费 250 多万元。[①] 截至 2006 年底,参与新农合的农民比例占 81.20%,而到 2009 年参与新农合的农民比例达到 93.91%。区别于传统合作医疗将保障重点放在门诊和小病上,新农合的显著特点是以大病统筹为主,"保大兼保小",新农合通过县级统筹资金,缓解了基金总量小、抗风险能力差的弱点。表 6-7 是红安县新农合的参合率和筹资情况,2009 年参合率为 93.91%,2010 年参合率为 97.45%,2011 年参合率达到 98.06%,新农合参合率逐年提高,短期内基本实现了对全县农民的全面覆盖。从

表 6-7　红安县新型农村合作医疗参合率和筹资情况

年度	实际参合人数(人)	全县参合率(%)	筹资总额(元)	人均筹资(元)	中央筹资(元)	省筹资(元)	县级筹资(元)	个人筹资(元)
2006	415438	81.20	20773400	50	20	11	4	15
2007	415948	81.44	22873000	55	20	16	4	15
2008	459299	88.97	43644500	95	40	32	8	15
2009	484775	93.91	48475500	100	40	32	8	20
2010	—	97.45	—	150	60	45	15	30
2011	—	98.06	—	230	108	92	30	—

资料来源:根据 2010 年机构访谈数据,《红安县新型农村合作医疗制度实施办法》以及历年《红安县国民经济和社会发展统计公报》整理。

① 《黄冈日报》2006 年 5 月 12 日第 1 版。

筹资情况看，新农合通过中央、省、县三级政府财政转移支付和个人出资形式实现筹资。从不同年份看，其筹资水平不断提高，人均筹资额度从2006年的50元提高到2009年的100元，2011年又增加到230元，与此同时个人筹资标准也从刚开始的15元每人提高到2010年的30元。

按照2010年开始实施的《红安县新型农村合作医疗制度实施办法》①，在居住地的定点卫生室、卫生院门诊就诊的，补偿35%，中药（不含中成药）补偿比例提高5%，每就诊人次最高补偿10元，个人年门诊最高补偿500元。住院补偿设置起付线，起付线标准为卫生院80元，市级医院200元，市外医院400元，另外对民政资助人员（五保、低保、孤儿、优抚等人员）住院医疗费用补偿不设起付线，其他参合人员一年内患同一种疾病多次住院只按最高一级医院设立一次起付线。不同费用分段和医疗机构的新农合补偿比例如表6-8所示。该实施办法还对住院病患设置封顶线，每人每年最高补偿限额为40000元（大病补助除外）。

表6-8　红安县新农合住院医疗费用补偿比例

	卫生院	市级医疗机构	市外定点医院	市外非定点医院
起付线至3000元部分	80%	60%	50%	35%
3001元至20000元部分	80%	70%	60%	40%
20000元以上部分	80%	80%	70%	50%
起付线（元）	80	200	400	400

资料来源：根据2010年开始实施的《红安县新型农村合作医疗制度实施办法》整理。

尽管如此，目前大病农户就医过程中，因参加新农合而享受到的利益还比较有限。这里对红安县的实际问题进行分析，红安县新农合的问题也在某种程度上反映了全国性的新农合发展问题。

① 中国红安网：http://www.redhongan.com/2011－12/16/cms1036867article.shtml.

首先,是不同医疗机构级别补偿比例问题。新农合医药费报销比例按医院级别确定,目前实施的是医院级别越高补偿比例越低的制度。虽然这种制度设计是希望达到“大病不出乡”、“大病不出县”的分流效果,但这种制度设计有失公平,使在本地无法获得有效医疗服务而需要选择更高级别医院就医的大病农户从新农合中受益较低,身患大病的农户不能充分享受到优质医疗资源。

其次,是医疗费用报销制度问题。虽然卫生院门诊看病可以现场报销,但住院费用采取的仍然是按项目付费为主体的医疗费用后付制。这种报销制度会使大病农户因预交不起住院治疗的全额医疗费用而影响医治效果,有的甚至被迫放弃治疗。

第三,是对大病慢性病缺少关注。由于慢性病需要长期门诊就医治疗,而一般不需要住院治疗。当大病农户所患疾病为不需住院的慢性病时,门诊报销比例则较低,全年封顶线只有500元。从快速农户调查数据看,2839个大病患者,获得新型农村合作医疗保险补偿的病患仅有243个,只占8.56%。按户计算的补偿户数为233个,也仅占1915个大病农户的12.17%。从获取补偿的病患和农户来看,人均补偿金额为1166.37元,户均补偿金额为1216.43元(表6-9)。较低的补偿覆盖率一方面是由于当地新农合开始实施的时间较短,参合农户比例较低,另一方面是调查期间新农合的补偿只针对住院治疗,门诊一律不能报销。总体上看,大病农户获取的正式社会支持还处于很低的水平。

表6-9　大病病患和农户的新农合补偿金额

	病患	农户
数量(个)	243	233
均值(元)	1166.37	1216.43
中位数(元)	550.00	600.00
众数(元)	200.00	400.00

续表

	病患	农户
标准差(元)	2088.02	2126.00
最小值(元)	30.00	40.00
最大值(元)	20000.00	20000.00
Q1(元)	260.00	280.00
Q2(元)	550.00	600.00
Q3(元)	1200.00	1300.00

分不同经济状况看,大病农户的新农合补偿金额随着经济状况越差获得的补偿越多(表6-10)。因为新农合只是补偿治疗支出中的一定比例,因此这里也表明,经济状况越差的农户住院治疗的支出越多,相应的新农合补偿越多。

表6-10　不同经济状况大病农户的新农合补偿金额

	农户(个)	最小值(元)	最大值(元)	均值(元)	标准差(元)
比较富裕	4	150.00	600.00	337.50	205.65
略有节余	20	60.00	2100.00	658.00	601.77
基本够用	72	50.00	20000.00	1044.44	2469.15
有些困难	94	40.00	11000.00	1142.32	1897.55
十分困难	43	100.00	13000.00	2007.93	2365.26

第四,是医疗费用水涨船高的问题。农户认为:“国家给的好处都让医院捞去了,百姓治病以前花多少现在还是花多少。”红安县新农合实施后门诊和住院的平均费用也呈上升趋势,这种医疗费用的上升某种程度就是由于新农合实施的原因。封进等(2010)的研究也表明,新农合虽然对村诊所的价格没有明显影响,但导致县医院价格上涨,且报销比率越高,价格上涨幅度越高,价格上涨幅度和报销比率基本相同。

四、大病的医疗救助缺失

医疗救助，是针对贫困地区和困难家庭的一种政府和社会的救济手段。按照国际经验，解决社会转型期的大规模贫困问题，最有效的社会保障制度不是社会保险，而是社会救助（梁鸿等，2001）。我国农村医疗救助制度开始于2003年民政部、卫生部、财政部联合下发的《关于实施农村医疗救助的意见》，到2006年底已经覆盖所有含有农业人口的县区。以往的医疗救助为单一的大病救助，目前正在转变为大病医疗救助、门诊救助、定额救助、医疗机构优惠减免等多层次的医疗救助方式。具体的资助救助对象主要为患病的贫困群体，包括对参加新农合、对难以自负的医疗费用按规定给予补助、对难以自负医疗费用的特殊困难群体给予临时性帮助。目前对医疗救助对象的确认方式，有的是按照病种救助，有的则按医疗费用救助。总之，现行的医疗救助制度还存在救助规模小、救助水平低、救助标准不统一、社会化程度低等多种现实问题。整体上看，我国医疗救助制度建立时间短，仍处于发展的初级阶段，医疗救助制度的筹资原则、保障对象、服务内容、支付模式等都有待进一步明确与制度化（杨玲、刘远立，2010）。

从红安县的情况看，红安县的医疗救助还处于初级阶段，尚没有形成规范的运作机制。医疗救助目前由两部分组成，一是由新农合基金里每年结余的部分，对大病农户进行二次补偿，“住院基金节余原则上转下年度使用，如结余数额超过15%则提取部分用于年度二次补偿及大病救助，二次补偿及大病救助方案由县合管委审核批准后予以执行”[①]。另一部分是由民政部门对贫困的大病农户进行医疗救助，其经费主要来自国家和湖北省民政部门的转移性支付，但民政部门的救助

① 《红安县新型农村合作医疗制度实施办法》：http：//www2. redhongan. com/xh/news_view. asp？newsid＝84.

或补助对象繁多,医疗救助只是其中的一个项目。从目前红安的情况看,县民政部门一是帮助贫困农民缴纳新农合个人费用,二是给大病农民发放困难救助金,2008 年民政局共对 535 名困难群众实施了大病医疗救助,发放救助金 144.9 万元①,红安民政部门所实施的医疗救助还是一种临时性的帮助。由此可见,不管是新农合基金还是民政部门,对医疗救助尚未能形成一种相对稳定的制度安排,救助范围和瞄准机制上都存在不少问题。

第四节　大病农户的户外社会资本与非正式社会支持

一、农户层面大病农户社会资本与经济支持渠道

社会资本理论一般很难从外部进行测量。可持续生计方法认为,了解社会资本可以从以下三个方面进行调查:①特定社会单位存在哪些社会联系和网络,这些联系和网络在如何发挥作用?②在哪种程度上社会资本得以提供有形资源和服务以支持生计?③特定社会网络和组织的归属是否约束人们获得既定的生计成果?一般来说,在个人层面上,具有积极作用的社会资本衡量指标一般有:依赖于支持性网络的程度;汇款占家庭收入比重;礼物和让与资金占家庭支出比重;老龄人口依赖率。而群体层面上具有积极作用的社会资本衡量指标一般有:成员关系的范围;参与决策的程度;群体中亲戚、收入和职业同质性程度;群体间的信任程度。

大病农户获得的非正式经济支持渠道包括亲戚帮助、朋友帮助、非政府组织(NGO)帮助和借高利贷等,每个病患或农户在患病期间可能获得其中的一种或多种支持。在红安县快速调查数据中,2839 个大病患者

① 中国红安网:http://www.redhongan.com/2009-02/26/cms731890article.shtml.

在患病期间获得非正式渠道经济支持的人数为 884 人，占病患总数的 31.14%，获得非正式渠道经济支持人均金额为 3282.04 元[①]。在这 884 个病患的 1011 次经济支持响应中，来自亲戚的支持占 66.17%，来自朋友的支持占 18.60%，这两种渠道所占比例最大；来自亲戚经济支持的病患数量占存在非正式渠道经济支持病患总数的 75.68%，而朋友经济支持占 21.27%。从 NGO 或者高利贷获得的响应数和病患数量所占比例极小。值得一提的是，其他来源的经济支持也占有一定比例，其占响应数的比例为 14.54%，占获得经济支持的病患比例为 16.63%（表 6-11）。通过分析发现，其他来源的经济支持渠道中，村医疗点就医赊账占有较大比重，其次是意外伤害中单位老板或责任方的经济补偿。

表 6-11　病患获得非正式的经济支持的渠道

支持渠道	响应		占有经济支持病患（%）
	病患	比例（%）	
亲戚	669	66.17	75.68
朋友	188	18.60	21.27
NGO	1	0.10	0.11
高利贷	6	0.59	0.68
其他	147	14.54	16.63
总计	1011	100.00	—

按大病农户看，在 1915 个大病农户中，获得非正式渠道经济支持的农户数为 747 个，占大病农户数的 39.01%。获得非正式渠道经济支持户均金额为 3864.34 元。[②] 在这 747 个农户的 880 次经济支持响应中，来自亲戚的支持占 66.93%，来自朋友的支持占 17.73%，来自其他

① 获得非正式渠道经济支持的少数病患无法回忆清楚帮助金额，实际这里是 876 个病患的资金支持均值。

② 由于 3 个农户无法回忆清楚，这里只是 744 个农户的资金均值。

渠道的支持占14.77；来自亲戚经济支持的农户数量占存在非正式渠道经济支持农户总数的78.85%，而朋友经济支持占20.88%，其他渠道支持占17.40%。从NGO或者高利贷获得的响应数和农户数量极少（表6-12）。

无论是从单个病患角度还是从农户角度都可以发现，非正式社会支持的经济帮助中，亲戚是最主要的帮助渠道，而朋友是第二重要的帮助渠道。大病农户从亲戚和朋友中所获取的经济支持，除了本身疾病的严重程度外，某种程度上可以说是农户社会资本强弱的表现。当前农户的社会资本网络结构中，亲戚关系网络是农户最重要的社会网络，而朋友关系网络是第二重要的社会网络。此外，在1915个大病农户中，同时获得亲戚和朋友经济支持的农户为89户，只占大病农户的4.65%，而只获得亲戚或朋友经济支持的农户占大病农户的29.61%，未获得亲戚或朋友任何支持的农户占65.74%，这说明目前总体上大病农户社会网络关系相对单一。

表6-12　大病农户获得非正式的经济支持的渠道

支持渠道	响应		占有经济支持大病农户（%）
	农户（户）	比例（%）	
亲戚	589	66.93	78.85
朋友	156	17.73	20.88
NGO	1	0.11	0.13
高利贷	4	0.46	0.54
其他	130	14.77	17.40
总计	880	100.00	—

二、县域层面社会资本与经济支持

农户间的相互馈赠是维系农户社会资本的重要手段，馈赠的额度某种层面上可以反映该地区农户的联系密切程度,农户间的相互馈赠是一种使用中的社会资本。根据《黄冈统计年鉴(2006)》的农村住户调查,2006 年红安农民的人均转移性收入为 66. 38 元,其中家庭非常住人口寄回和带回的资金为 2. 44 元,农村亲友赠送收入为 36. 01 元;人均转移性支出大于转移性收入,人均为 114. 58 元,其中寄给带给家庭非常住人口为 1. 83 元,赠送农村亲友为 102. 22 元(表 6-13)。红安 2006 年度的农民人均现金纯收入为 1460. 13 元,农民人均纯收入为 2327. 97 元,转移性收入占纯收入的比例很小,农户间相互馈赠资金占纯收入的比例更小。无论是从绝对值还是所占比例看,都某种程度上反映出,县域层面农户社会资本存量目前还比较弱小。

表 6-13　红安 2006 年农民人均转移性收入和支出情况

转移性收入和支出项目	金额(元)
转移性收入	66. 38
其中:家庭非常住人口寄回和带回	2. 44
农村亲友赠送收入	36. 01
转移性支出	114. 58
其中:寄给带给家庭非常住人口	1. 83
赠送农村亲友	102. 22

注:根据《黄冈统计年鉴(2006)》整理。

第五节　大病农户社会资本与户外支持的案例分析

一、案例描述

为更深入理解大病农户的社会资本与社会支持,这里从大量访谈笔记中选取 5 个案例。通过案例描述,有助于进一步理解大病农户的社会资本对就医行为的影响。以下案例均来自深度访谈的患者自述节选,为使行文顺畅在保持语言意义不变的情况下对文字表达作了一定加工处理。

案例1 那一年,我妹妹在外面打工,还给了我700、800元钱。另外,我自己卖点粮食凑点钱。我的姑父们也给钱我。我有4个姑父,每个姑父还给了我200元钱看病。我的亲戚,他们自己的条件也不是蛮好。我平时小病他们没有支援,大病的时候他们还是支援我。这些钱我肯定还是要还的。除了这些钱,我另外还找我们塆子的兽医借了1000元钱,现在还没有还。那一年我田里头的花生和稻谷都是我弟弟帮忙干的。我的叔叔、阿姨也帮忙干点吧。塆子里也有人帮我,打谷不用给钱,只管饭就可以了。到了2006年,我的身体还要好一点。走平路就稍微有点劲,上坡就不行了。睡觉和吃饭比原来要好一些。我人也可以做一点轻活,比如除草、放牛,但还是两个弟弟帮忙种田。

案例2 直到去年的3月份,我肚子里头的东西长得太大了,肚子也胀得大大的,人都胀得弯不下腰来。再加上我又觉得头晕,人也吃不得、喝不得。那个时候,我的老汉才把我弄到杏花乡卫生院看。那个老医生说,如果再不去诊的话,肚子就会承受不了,还有可能会胀破。还要求我们马上住院,做手术,做个手术得要2200多元钱。那个时候,家里有么事钱(注:家里没有钱)?屋里只有老头子以前帮人家照(注:照看)厂子发的600元钱还存到得,再也没有钱了。我的儿子和女儿的家庭经济条件也都不好,他们的负担也比较重。我们两个老的也不好意思找他们要钱。冇得办法,老汉就找他以前认识的一个人借了1000元钱。那个人叫李少春,是个当兵的,退伍回来了。那个人蛮好,蛮仗义。李少春借给我们的这个1000元钱,我们现在都还没有还到他。我的儿子、媳妇、姑娘、女婿也都晓得我这个病。去杏花乡医院还是我的女婿帮我联系的车子。我在那里住了5天院,我的大儿子和大姑娘过来招呼(注:照顾)我。大儿子白天来,大姑娘晚上来,两个人这样轮班。在那里住了5天院，我们的住院费就花了1500元钱。车费、生活费再加上跟主治医生送的一条200元钱的烟钱总共有400元钱吧！后来合作医疗还跟我们报销了700元钱。要不是报销这个钱，我们还没有办法一些。要说帮助有多大的作用，那就是作用非常大。住了5天院以后，屋里冇得钱了，我们就自己要求出院。出了院回来，屋里没有钱，我就拖到，没有去找医生吊水。我的大儿子他也没有钱。他屁股上面长了疮，几年都在喊去开刀，也都没有钱去开刀。我的大儿子的姑娘——就是我的大孙女，去打工没有搞到钱，却得了黄疸型的肝炎，还要花钱。我的小儿子几年前做了房子，欠了好几万元钱的账。他虽然现在跟到他的姐夫开车送石头，一个月挣个千把元钱。但现在还要还账，小孩还要读书。也冇得办法！他自己都管不了，也更管不了我们两个老人。回来以后，我就在屋里头硬是慢慢休息了3个月，一直休息到7月份。从我回来，每天都是我的大媳妇过来帮忙我们洗衣裳。她就是过来洗衣裳，没有帮忙烧火搞别的。她帮我们洗衣裳就洗了有7个月呀！她洗衣裳可能一直洗到10月份。像我生这个病，我的姑娘给了我100元钱，外孙女给了我100元钱，孙儿也给了100元钱。

案例3　像我看病的钱，有2000元是小儿子到处帮工弄的钱，姑娘也在8月份给了我200元钱。我的姑娘从汉口回来，她的细儿(注：小儿子)跟她说我病了，她就给了我200元钱。剩下的钱都是我们卖油菜和卖棉花以及卖猪的钱。去年我卖油菜卖了500元钱，棉花卖了2500元钱。去年八九月份，屋里那头猪生病了，我们把它拿去只卖了500元钱。我的大儿子一分钱也没有给我们，他有自己的家吵！每次有点钱就去买点药，有多一点钱，就多买一点药。钱少一点，我们就少买一点药。到处借钱，我们也借不到。现在贷款的人，也看你还不起，也不借给你。如果跟塆子里的人借的话，别人一看你是个老人，还怕你死了。哪个敢借给你呢？现在我的小儿子还没得媳妇，还能负担我们两个老的。他年年出去打两个月的工。他也没得个职业，只是个临时工，像人家做房子的时候，他就去帮点把小工。

案例4 2006年的10月11日早晨，我吃了饭，和往常一样准备到工地上去做小工，我老婆又喊肚子好疼，不能吃又不能喝，双手抱着肚子叫，非常严重。其实头两天她也说肚子疼，但我没有当回事。我只好不去做工，带了200元钱，用自家的自行车把她推往红安县人民医院，准备检查一下，由于她肚子疼得厉害，我怕她疼受不了，不敢骑自行车，也不敢推得太快。走了半个小时才到达医院，到了医院我交了74元准备做一个彩超，结果我走错了门，做了一个B超，医生看了B超后认为是急性阑尾炎，告诉我当天下午就要做手术。由于我手头的钱不够，赶紧回家凑钱。我把一头半大的猪（将近200斤）卖了950元钱，找我二舅借了400元，又去工头那里把我做工的钱500元结了回来，加上家里的一点积蓄，一共凑了2000多元。手术结束后，医生说阑尾穿孔，我老婆又在医院住了7天。这7天都是我一个在医院照护，我母亲也好辛苦，70多岁的人来，还帮我照顾家里，喂猪，放牛，烧火，洗衣服。我弟弟每天中午给我们送饭到医院，我晚上骑自行车到家里吃饭和洗澡，再回到医院照料。我们家里的亲戚不多，住院期间也没有几个人来看望。几个嫂子来看了一下，买了点东西，她们经济也困难。妻子的叔伯哥给了50元，小舅妈给了100元，姑夫给了20元，二舅买了点点心。我妹妹当时在深圳打工，经济上比我好一点，我当时没有告诉她这个事情，后来她回来后听说了，给了100元。但是我大舅没来看我们，我以前给我大舅帮过七八十个工都没有要钱，这次他没有来，去年过年我也没有去给他拜年。住院7天后，老婆怕花钱硬是要出院，当时线都没有抽，医生也不同意。我只好由着她，19号上午办了手续。总共的住院费用是2108元，新型农村合作医疗给我们报销了629元，付了1479元费用后，我们花4元钱打了个的士回来了。后来新型农村合作医疗二次报销又报了45元。出院后，几个亲戚和塆子里的一些人来看。几个堂哥来看，多的买了三四斤肉，少的买了两斤肉，一共有大概15斤肉，一个堂哥煲了汤过来，还有一个堂哥买了黑鱼和两提红米，一提要 20 元钱。

案例 5　这些天的住院花费一共是 36000 元，生活费花了 3000 元。这些钱大部分是我妈从亲戚朋友那里借来的，其中奶奶借了 1000 元，小舅舅借了 6000 元，一个姑姑借了 6000 元，另外一个姑姑借了 3000 元，还有一个表哥借了 1000 元。我在医院的时候我们家的亲戚也都来看我了的，他们来都给了钱而且还买了东西。妈妈的两个妹妹一个给了 50 元，一个给了 100 元。爸爸的两个妹妹一人给了 100 元，还有两个表弟每人给了 50 元，一个表姐给了 40 元。村里的一个爹爹给了 50 元。我爸爸的弟弟给了 200 元，村里的一个叔父给了 50 元。他们除了给钱还给我买了水果和营养品。这些人都是在武汉打工，所以来看我比较方便。除了这些人给予我帮助以外，我们的公司得知我的病情以后也给予了我很大的支持。公司的经理特意给我写了一封信，信上写了对我的病表示同情，而且要我安心养伤。信上还附有全体车间的人员签名，并且公司为我募捐了 2000 元钱，一起随信寄给我。经理告诉我在我养病期间我每个月的 600 元钱工资照常发放，其实在我离开公司回来之前公司就把去年欠我的工资和今年一个月的工资一共 2000 元钱都发给我了。

二、案例分析

（一）社会支持是观察大病农户社会资本的有效方法

社会资本是大病农户 5 种生计资本①的一种，社会资本是大病农

---

①　除了社会资本外，其他 4 种生计资本为自然资本、物质资本、金融资本、人力资本。自然资本是指农户所处的自然资源储备。物质资本是指农户维持生产生活的基础设施和生产资料，包括住房、家庭资产（如电视、热水器、冰箱、电话、脱谷机、农用车和手扶拖拉机等）和基础设施、农田水利设施和医疗设施等。金融资本是实现其可持续生计目标的金融资源，包括家庭收入和获取资金渠道两部分。人力资本是指移民所拥有的技能、知识、劳动能力和健康等。

户可以用来实现生计目标的社会资源。社会资本本身可以像生计资本的其他4种资本一样作为一种物品,社会资本通过认同、荣誉和归属等对人们的幸福感有重要贡献。社会资本对其他类型的生计资本具有直接影响:通过提高经济关系的效率,社会资本有助于提高农户的收入和储蓄率(金融资本);社会资本有助于减少“搭便车”问题,改进公共资源(自然资本)管理和公共设施(物质资本)维护;社会网络有利于创新,有利于知识的创造和分享(人力资本)。人力资本、金融资本以及自然和物质资本的获得或者重组往往需要社会资本的支撑。观察人们在危机时处理策略以及他们依靠社会资源的程度,对社会资本的分析具有重要作用。

目前国内对农户社会资本研究不够。在对社会资本的测量中,偏重于存在的社会资本的研究,而对使用中的社会资本缺乏足够的关注;在关于社会资本的调查研究中,较多以假设性问题进行问卷设计,如调查因某事件发生需要资金时,能否从亲戚朋友处获得借款等帮助,但假设性提问与实际处理方式可能是存在差异的,农户在大病冲击后的所获得的实际非正式社会支持,比假设性支持可能更能反映农户社会资本状况。

大病农户非正式社会支持的强弱,依赖于社会资本的高低,农户的非正式社会支持是社会资本的反映。社会资本包括很多方面,比如信任,规范,网络,而在这几大方面之下,每个方面又有多个考察维度。社会资本是一个宽泛的概念,由于目前尚未能形成相对统一的概念,也没有一个具有一致性的测量方法,不妨将农户的社会资本理解为一种非正式的社会支持。社会资本是非正式组织的一个方面,这种非正式组织为一个或者更多的行动者构成了一个生产性的资源。朋友和熟人之间的网络就是农户的社会资本。社会资本具有多种形式,这些不同形式的社会资本能够为处于社会结构中的个体行动提供便利。大病农户拥有社会资本的高低决定了他在大病冲击下是否能够更多的获得社会支持。

（二）大病农户拥有的社会资本普遍较低

由以上案例可以发现，在具有差序格局特征的中国农村社会中，直系亲属往往是病患最紧密的支持来源，不管这些直系亲属是否已经与病患分家。在直系亲属之外泛化的亲戚，也是病患重要的支持来源。而朋友网络的支持虽然也在某种程度上提供了支持，但由于朋友网络的信任关系更加依赖于社会信任环境而缺少血缘纽带，因此朋友网络的支持相比亲戚网络的支持力度较弱。以上案例都可以看出，大病一旦发生，农户往往最先求助于亲戚网络。

但对于贫困农户来说，生计系统的脆弱性以及生计资本重新配置有限性是贫困大病农户的典型特征，其社会网络的资金信用额度相对较低。如案例 4 讲述了病患的住院经过，由于亲戚朋友较少，年老的母亲帮忙照料家庭。虽然亲戚邻居会提供有限的物质帮助，但这种物质帮助带有礼节性。农村是社会资本比较弱的地区，贫困农户很少参与各种社会组织，也很难拥有社会权威，他们的社会资本主要表现为家庭社会网络，而相对封闭和狭窄的家庭社会网络对抵御不利的外部冲击，往往是非常无力的（李小云、唐丽霞，2005）。但这并不代表贫困大病农户的社会资本都较弱，他们同样拥有某种社会资本，亲戚朋友对其帮助，更多体现在劳动力的支持上。

（三）大病农户社会资本是一种信用额度

户外家庭之所以给予大病农户社会支持，在于大病农户与其他农户或家庭之间存在某种相互信任和关系网络，这种信任与关系网络就成为一种社会资本。信任可能通过亲戚关系或其他关系而在相互联系的人们之间发展，案例 4 中由于亲戚在大病期间没有给予帮助，相互的社会资本便受到伤害。社会资本的互信和互惠本质可以降低共事的成本，正确利用社会资本能够使社会资本自我增强。疾病和贫困可能导致个人和家庭无法支付社会网络成本导致网络规模收缩，如案例 3 中的老年人的筹资经历是一个很好的例子，对老年人来说，其社会资本本身比较弱，但由于生病，其社会资本变得更弱，借钱更难。借不到钱，只能根据手里的现金多少买药治疗，有钱多买没钱少买。

农户社会资本是农户为了实施可持续生计策略而利用的社会网络，包括加入的社区组织以及个人构建的社会网络。农户社会资本是由于社会关系引起的，能够带来某种实际收益或潜在收益的能力。农户社会资本是农户在一定的社会规范和社会网络中所拥有的一种非正式信用额度。农户社会资本是某一时点上的某种资本存量。农户社会资本与就医行为存在相互影响的关系。不同的社会资本可能影响治疗决策的方式，而在进行治疗决策时，社会资本某种程度被消耗。① 在这一点上，社会资本与物质、资金一样，在不同等级的社会资本存量下会采取不同的大病处理策略，社会资本在采取不同的疾病处理策略时也作出某种支付。但在利用社会资本进行大病处理时，社会资本并不一定随着医疗服务量的多寡而成比例变化。

具有信用额度特征的农户社会资本具有几个特征：①农户社会资本存在于户与户之间，农户拥有社会资本则可能从其他农户获得情感、资金、物质、劳动力等的支持。②农户社会资本存在正负之分，拥有正的社会资本才可能获得情感、资金、物质、劳动力等的支持，而负的社会资本则很难获得这些支持。③农户社会资本是一种无形的资本，但这种资本可以通过使用而转化为有形的资本。④农户社会资本的大小表现为信用额度的高低，较高的农户社会资本可以获得借贷、捐赠、帮工等支持的信用额度较高，较低的社会资本相应的信用额度较低。⑤农户社会资本是一种非正式的信用额度，更多存在于私人之间，区别于正式金融机构所授予客户的信用额度。

(四)大病农户社会资本具有专用性

由以上案例可以看出，户外对于大病农户的资源支持，不仅包括资

---

① 也有些观点认为，社会资本使用越频繁，使用价值越大，越少使用则价值越少。

金支持，还包括劳动力和情感支持。劳动力的支持不仅体现在对病患的照料上，而且体现在对家务劳动、田间劳动的支持上。案例1讲述了生病时的亲友间的帮助包括经济支持和劳动力支持两种方式，经济支持一般包括借款和馈赠，而亲戚在患病期间还帮忙种地。案例2讲述了大病农户筹资的困难，因为亲戚和家属的经济情况都比较差，有些亲戚自己也有一些疾病需要花费。虽然最后通过朋友借钱，但亲戚仍然在送医、疾病照料、做家务上提供各种帮助。案例5详细讲述了借钱看病的各种渠道。除了亲戚朋友提供帮助外，值得一提的是，年轻人由于在外打工，工友间也建立了某种信任关系，从经济上也给予了支持。从中可以发现，贫困的亲戚不可能提供多大的资金支持，而可能提供劳动力帮助；朋友之间基于信任可能提供较大额度的借款，但不大可能提供较大额度的馈赠；打工的工友可能提供捐赠资金，而不太可能请假帮忙照料病患；在外打工的孙女可能会给老人一点钱，但不太可能回来照顾患病的老人。这些问题都说明了大病农户社会资本具有专用性的问题。

专用性资产是由特定经济主体拥有或控制的，能够给经济主体带来经济利益的经济资源，专用性资产的最大特征是一旦改作他用，它的使用价值就会大大降低。威廉姆森在其理论中将资产的专用性分为场地专用性、物质资产专用性、人力资产专用性、专项资产、品牌资本和临时专用性6类。社会资本与其他资产一样具有专用性特征。社会资本可以分为通用型社会资本和专用型社会资本。关于社会资本具有专用性特征的发现，目前的有关研究较少，但杨黛（2006）认为，社会资本的专用性是指在一定群体范围内形成和使用的信任、规范及社会关系网络，一旦脱离该群体，其使用价值就会大大降低甚至完全消失。这一观点只限定了群体内的专用性，实际上任何社会资本都是在一定群体内产生的，因而这一定义并没有准确把握专用性的核心，而且这一观点容易让人以为社会资本是指群体中的总体社会资本，实际上群体中的每个家庭或个体所拥有的社会资本是存在差异的。社会资本专用性的核心应当存在于社会资本所发生作用的特定社会关系和社会领域，社会资本所指向的对象应当具有某种特殊性。

通用型社会资本是农户或个体在所有群体、社会关系和社会领域中普遍存在的社会信任、社会规范和社会网络。通用型的社会资本不需要考虑特殊地点、领域，不管农户采取何种大病处理措施和方式，都可能获得一定的帮助。通用型的社会资本的使用价值，普遍表现为大病发生时的资金借贷或馈赠。专用型社会资本则是指个体在特定群体、特定社会关系和特定社会领域中存在的社会信任、社会规范和社会网络，这种社会资本的专用性，一旦作用于其他社会群体、社会关系或社会领域，其使用价值将大大降低。在这一定义中，社会信任是社会资本的核心，社会规范和社会网络都对社会信任起到加强或减弱的作用。农户社会资本的专用型和通用型划分，有利于分析大病农户在大病冲击下所真正能够使用的社会资本。某些专用型社会资本，虽然属于大病农户所拥有的社会资本，但在大病冲击后并不能够使用，这些社会资本则属于具有某种专用性的社会资本。大病农户社会资本的专用性特征可以分为地点专用性、特定领域专用性。比如，当大病农户在处理家庭成员大病的时候，虽然有一个长期在外地做司机的好友，逢年过节也有一些联系，但由于距离十分遥远，在疾病照料和交通搭乘等事情中几乎不能够帮忙。只有当农户将患病家庭成员带到司机朋友所在城市的医疗机构进行治疗的时候，农户的这一社会资本才可能得到使用。这种疾病照料和交通搭乘可能给予帮助的社会资本对于农户来说具有特定地点的要求，是属于地点专用性的社会资本。比如，大病农户有一个做医生的亲戚，这个亲戚很想帮助他们，但由于自己很忙，只限于对大病农户的疾病医疗措施提供科学合理的建议，而如果是除疾病以外的事件发生，该亲戚则没有能力提供科学合理的建议。因此大病农户从这个做医生的亲戚那里可能获得特定领域专用型的社会资本。

结论与政策建议

第一节　研究结论

我们使用“保护农村贫困人口免受主要疾病的经济影响:亚洲转型国家的挑战”研究项目的农户调查数据、红安县的机构访谈数据、相关统计年鉴数据,综合运用了健康经济学理论、农户决策理论、可持续生计理论、生计脆弱性理论、社会资本理论等相关理论的内容,采用了扎根理论分析方法、案例分析方法、Heckman 两阶段模型、多元 logistic 模型、最优尺度回归模型、多样本两两统计比较等分析技术,对大病农户生计脆弱性及其就医行为进行了较为深入的分析。通过我们的分析,得出了以下主要结论:

第一,研究大病冲击之下的农户就医行为是理解农村医疗状况和改进农村医疗状况的前提。由于现有分析框架的缺乏,我们采用扎根理论这一质性研究方法发展分析框架的思路是切实可行的。本书构建的大病农户就医行为理论模型能够在农户层面深入理解大病农户的整体治疗决策,有助于真正重新认识以农户为决策单位进行就医行为分析的理论意义。大病农户就医行为理论模型这一分析框架中,大病农户的就医行为分成三个阶段的决策,第一阶段是决定是否就医的决策,第二阶段是医疗机构等级和治疗措施选择的决策,第三阶段是治疗行为转变的决策。户内缓冲能力和户外社会支持作为外生因素,分别作用于就医行为和生计结果;缓冲能力和社会支持是一连串就医行为的基础前提;农户一连串就医行为选择引致不同的生计结果;而农户生计结果认知也反过来影响一连串的具体就医行为。

第二,大病农户的治疗目标与其他生计目标存在相互竞争的关系。大病冲击下的农户可持续生计目标是最大限度降低大病对家庭生计的影响。大病农户就医决策动机是暂时的、机动性的,而就医决策的目标是稳定的、持久的,是根据家庭内外部环境所作出的最优选择。大病农户的就医行为,既考虑就医支出这种生产性消费,也考虑家庭其他方面的支出,它追求的正是效用最大化的可持续生计目标。农户的决策可以同时追求多个目标,但某个系统内的目标可能是整合的,也可能是冲突的。在进入“小康型支出”阶段的农户中,住房改善成为农户的一个重要生计目标,大病冲击对农户的住房改善目标势必造成冲击。研究表明有无大病的农户住房楼层数量、住房墙体材料、住房屋顶材料、住房地面材料采用存在差异。大病发生后修建房屋的农户中,农户从发生大病到修建住房时间,平均间隔为 12.64 年。同时有大病的农户住房相比无大病农户住房更陈旧。

第三,经济状况较差的农户,总体上的大病灾难性生计负担更严重。大病医疗支出包括门诊支出、住院支出和自我治疗支出。住院支出所占比重最高,而门诊费用支出比重次之,自我治疗所占支出比例最低,不仅不同经济状况农户的大病发生比例存在统计差异,而且不同经济状况的医疗支出均值也存在统计差异。我们通过构建灾难性医疗支出发生率以反映灾难性医疗支出的广度,通过构建灾难性医疗支出的平均差距和相对差距来反映大病对家庭经济的影响深度。从收入法灾难性医疗支出情况看,灾难性医疗支出发生率总体为 14.73%,其中有些困难组农户和十分困难组农户的发生率最高。灾难性医疗支出的平均差距和相对差距分别为 0.1921 和 1.3045,其中十分困难组农户的平均差距和相对差距远高于其他组农户。从消费法灾难性医疗支出情况看，灾难性医疗支出发生率总体为17.08%，其中有些困难组农户和十分困难组农户的发生率最高。灾难性医疗支出的平均差距和相对差距分别为0.2264和1.3260，其中十分困难组农户的平均差距和相对差距最大。

第四，大病引起的劳动力损耗包括照料时间、影响工作时间和日常活动受限时间三个维度。病患未能正常工作的时间与日常活动受限的时间存在显著差异。需要照料时间大于未能正常工作时间的农户很少，而需要照料时间小于未能正常工作时间的农户占有较大比例。疾病对家庭劳动力的损耗主要来自两个部分的加总，一是病患自身的劳动力遭受损耗，二是家庭其他劳动力为了照顾病患而耗费的时间。多组不同经济状况的农户劳动力损耗指数均值存在统计差异。十分困难组农户的大病劳动力损耗指数均值为0.1958，远高于其他各组农户。我们还通过构建灾难性劳动力损耗发生率以反映灾难性劳动力损耗的广度，通过构建灾难性劳动力损耗的平均差距和相对差距以反映大病对家庭劳动损耗的影响深度。以1915个大病农户为分母，灾难性劳动力损耗的发生率为9.30%，以1240个发生劳动损耗的农户为分母，则灾难性大病劳动力损耗的发生率为14.35%，前一个比例是更为严格的灾难性大病劳动力损耗发生率。农户灾难性劳动损耗的平均差距为0.0298，相对差距为0.3201，这反映了虽然平均差距的灾难性程度不高，但相对差距的灾难性差距较高的情况。经济状况十分困难组的农户的灾难性劳动力损耗平均差距和相对差距都是各组中最高的。经济状况略有节余和十分困难两组农户的灾难性劳动损耗指数最高，经济状况十分困难组的灾难性劳动力损耗发生率为19.80%，远高于其他组的农户。既发生灾难性医疗支出又发生灾难性劳动力损耗的农户占大病农户的2.51%，说明同时陷入两种灾难性的农户比例较少，这可能是由于这两者存在某种替代性。

第五,从病例就诊情况看,发生率超过5%的疾病分别为循环系统疾病及其子类高血压、呼吸系统疾病、消化系统疾病、泌尿生殖系统疾病、肌肉骨骼系统及结缔组织疾病,损伤、中毒和外因的某些其他后果。从调查年度里就诊与否的角度看,就诊率达到80%以上的疾病主要为寄生虫病,恶性肿瘤,糖尿病,急性上呼吸道感染,肺炎,肝病硬化,胆囊疾病,妊娠、分娩及产后合并症,围产期疾病,损伤、中毒和外因的某些其他后果。由于经济困难未就诊的病例所占比例高达71.99%。从病例的门诊次数看,选择村卫生室的平均门诊次数为5.08次,高于所有门诊病例均值0.69次。在病例住院的医疗机构选择中,县级医疗机构住院所占比例最大,乡镇医疗机构和县级以上医疗机构的住院比例相差不大。乡镇医疗机构的门诊和住院,以及县级医疗机构的门诊和住院具有相关性,而只在村卫生室看门诊的病例更倾向于在县级和县级以上医疗机构住院。采用Heckman模型分析病例发生医疗总支出、自我治疗支出、门诊治疗支出和住院治疗支出的影响因素,总体上表明,年龄、健康自评、是否慢性病、患病时间、病例是否患其他大病、婚姻状况、职业、文化程度、经济状况、其他成员是否大病、是否参加新农合、是否就诊、是否门诊、是否住院、门诊或住院级别都在某种程度上对医疗支出产生影响。具体的看,个体患有其他大病或户内其他成员患有大病时,病例在该病的医疗总支出较低,这可能是由于在预算约束下,疾病治疗支出之间具有竞争性。参加新农合的病例,发生自我治疗支出的概率更高,这可能是由于存在逆向选择问题。慢性病的病例,发生自我治疗支出的概率更高,发生门诊治疗支出的概率更低,这可能是由于“久病成良医”。户内经济状况较差的病例,医疗总支出越多,这可能是由于“因病致贫”的存在。与未婚病例相比,已婚病例发生自我治疗支出和住院治疗支出的概率更高,这可能是由于有配偶的病例相比单身的病例,配偶之间相互关心对方健康状况,及时采取治疗措施。采用多元logistic模型分别分析病例门诊和住院的医疗机构级别选择影响因素。模型估计表明,年龄、健康自评、患病时间、职业、其他成员是否有大病、是否参加新农合、住院机构级别对病例的门诊机构级别选择某种程度存在显著影响;住院医疗机构级别选择的模型估计表明,年龄、健康自评、婚姻状况、职业、门诊机构级别对病例的住院机构级别选择某种程度上存在显著影响。

第六,对于大病农户来说,户内缓冲能力主要表现在应付医疗支出的筹资能力。农户的户内缓冲能力与经济状况密切相关,而大病又与经济状况存在相互影响的关系,即所谓"因贫致病"和"因病致贫"。利用最优尺度回归方法的分析表明,大病也对农户筹资能力存在负影响,经济状况越差,农户的户外筹资能力越弱。通过不同经济状况组农户的比较,每种缓冲性筹资行为在不同经济状况农户中都存在统计差异。大病农户应对大病支出的户内缓解策略中,经济状况较好的农户倾向于选择使用储蓄进行缓冲,而经济状况较差的农户倾向于选择减少食物消费、出售更多粮食、增加打工和其他增收活动。贫困程度越高的大病农户,"因贫致病"、"因病致贫"和"因病致病"的风险更大。

第七,户外的社会支持分为正式和非正式两种。非正式社会支持是农户户外社会支持的主要来源,其中亲戚朋友的帮助是主要支持渠道,因此大病农户的非正式社会支持依赖于社会资本存量。无论是从单个病患角度还是从农户角度都可以发现,非正式社会支持的经济帮助中,亲戚是最主要的帮助渠道,而朋友是第二重要的帮助渠道。大病农户从亲戚和朋友中所获取的经济支持,除了本身疾病的严重程度外,某种程度上可以说是农户社会资本强弱的表现。目前大病农户社会网络关系相对单一,无论是从绝对值还是所占比例看,县域层面和微观层面的农户社会资本存量都表明还比较弱小。相比之下,农户的正式社会支持处于更低水平。进一步通过案例分析还认为,非正式社会支持是反映农户社会资本的有效方法;大病农户拥有的社会资本普遍较低;大病农户社会资本是一种信用额度;大病农户社会资本具有专用性。

第八，激励机制扭曲、医疗资源配置不公、医疗费用上涨过快、医疗保险覆盖低、服务供给总量不足等问题，一直困扰着农村的医疗供给，因此农村医疗体制改革成为必须。总体上看，一些深层次、结构性、体制性的利益问题在医改中仍然少有涉及，城乡之间、医院之间和地区之间的医疗服务差距拉大和“看病难、看病贵”的问题仍得不到根本性缓解。我国农村地区的医疗卫生除了与城市存在相同的医疗供给问题外，还突出表现为医疗卫生资源的城乡分配不公平，我国卫生投入经费、卫生设施和卫生人才的投入，带有明显的城市偏向。全国性医疗体制问题，叠加上医疗资源投入的城市偏向，导致大病农户就医面临着很大的困难。从农户的角度看，大病农户的就医问题主要是看病难、看病贵、新农合受益有限、获得医疗救助难等。

第二节　政策建议

大病冲击对贫困地区的农户来说是一个很大的风险，特别是在慢性病和传染病发病率上升地区，大病意味着人们将遭受着严重和长期的影响。大病冲击使农户难以应对，因此具有脆弱性的农户在大病冲击下往往陷入贫病交加的困境。农户应对健康风险的策略，包括回避、自留、预防、抑制、转移风险等基本管理手段。依靠农户的户内缓冲能力和户外社会资本支持来分散大病风险的作用是十分有限的，因为贫困农户的户内资源十分有限，其社会资本也一般比较弱小。面对大病冲击下的农户生计脆弱性，大病农户“小病拖、大病扛、病危等着见阎王”的就医困局应该打破，大病农户可持续生计的恢复，需要外在的正式制度安排给予支持。增强社会保护措施，帮助脆弱性家庭管理疾病风险，减少贫困对实现千年发展目标十分关键（Goudge 等，2009）。无疑，增加农村医疗资金投入是最直接的思考。资金能够购买到相应的医疗服务和药品，能改善农户的医疗状况，但医疗资金来自哪里，资金如何使用，资金的作用有多大，这些疑问说明大病农户的生计脆弱性和就医困局不单纯是资金的问题。

现行农村医疗体制存在“看病难，看病贵”、“以药养医”和医疗资源配置不公平等问题，医疗供给与农户健康需求不相适应的矛盾亟待解决或缓解。政府的作用，在于弥补农户自身行动能力的不足，对农户的大病风险管理进行帮助性干预。无论是从利他主义角度还是社会正义角度出发，政府在医疗部门的干预都是出于促进社会公平的目的，而非因为医疗服务是公共品（朱恒鹏，2009），政府对医疗领域干预的最终目的则是为了提高由无数个体组成的整个社会的福利水平。但从宏观的制约因素看，我国是一个人口众多的发展中国家，人口老龄化问题逐渐凸显，人口红利日益消失，这决定了政府的帮助性干预能力不是无限的。

当前医改总体思路的争论主要存在两种路径，一种是主张重新确立公立医疗服务提供者的主导地位，恢复并扩展公费医疗体制；另一种认为以往医改的不成功源于市场化的不完善和国家职能的定位不清，因此主张在进一步市场化的过程中重新定位国家的职能。我国农村医疗供给状况的改善，依赖于整个国家公共卫生服务制度、医疗服务制度、医疗保障制度、药品供应保障制度等医疗制度改革的协调推进、全面发展。虽然目前各国的医疗改革存在诸多差异，但存在全球性的两大共同趋势：①建立全面覆盖的全民医疗保障体系，这对于促进医疗服务可及性，确保医疗费用负担的公平性至关重要。②建立医疗服务递送有管理的市场化体系，在医疗服务的递送体系中，引入或强化市场机制以推动不同服务提供者之间的竞争，尤其是在服务质量和价格上的竞争，是各国医疗体制改革的必由之路（顾昕，2005）。因此，本书对减缓农户脆弱性的农村医疗供给的思考，与全球性医改趋势保持方向一致性。以下部分将对当前农村医疗供给的问题提出建议，并思考如何进行农村医疗的供给改革，以满足具有生计脆弱性的大病农户就医需求。大病农户就医困境的缓解与解决,有赖于全国医疗体制改革的进展,以及农村医疗供给的改善。

一、改善农村医疗资源供给

针对农村医疗资源问题,主要的改进思路是:①总量上增加农村卫生事业费的政府支出,改变城乡医疗的政府支出不均衡格局。②医疗经费应当向乡镇一级下沉,乡镇卫生院的医疗条件的改善,不仅能方便农户就医,而且也避免了大医院过度拥挤的问题。只有切实加强乡镇卫生院的医疗资源投入,才可能真正实现“大病不出乡”的目标。③公立医疗卫生机构的建设应进行科学的区域布局,合理设置各级医疗机构的设施规模,以方便农户就医为宗旨。④建立合理有效的激励机制,使农村医疗机构真正留得住人才。总之,农村医疗资源供给的改善,主要在于化解大病农户的“看病难”问题,同时也有利于改变“以药养医”的合法性地位,从而为解决“看病贵”提供有利前提。

二、增强医疗机构的竞争性和监管

增强医疗机构的竞争性和监管,主要包括三个方面的内容。首先,改革现行医疗机构的准入制度,降低医疗机构的进出门槛。加强透明度,引进民间资本和外资开办医疗机构。民间资本和外资的进入必将能有效打破公立医院一家独大的垄断模式,倒逼公立医院内部的改革,从而不仅提高公立医院的服务效能,而且提高所有医疗机构的运作效率和服务水平。其次,改革现行的药品价格管制,加强药品流通环节的市场化进程,最终实现医药分开。药费贵,本质上不是因为药品流通环节多,也不是因为药品价格监督缺失,而是因为药品采用非市场定价的政府价格管制,目前政府规定医院药品加价率不得超过15%,这就使医院产生采购高价药的激励,医院通过返利和回扣的方式实现“以药养医”,从而导致药费越来越高。[①] 第三,加强医疗机构的竞争性的同时,必须伴以严格的医疗监管。随着信息化技术的发展,现代社会已经进入大数据时代。现代信息技术和大数据处理能力使严格的医疗监管在技术上成为可能。药品是否能够合法进入市场,必须经过大量长期的临床试验证明其有效性和安全性。通过网络化的随时检查、全面监控、网络曝光,无疑都能有效遏制医药合谋、医生乱开处方、医疗机构违规操作等问题。

作为弱势一方的大病农户,在就医过程中往往担忧假药假器械、担忧小病大治、担忧医院骗钱,诸多的担忧本质上就是对各种形式的看病贵问题的担忧。看病贵的根源,在于医疗部门的非充分竞争。县乡村三级医疗服务体系的构建虽然带有明显的政策性和公益性,但毫无疑问,为降低大病农户看病贵的担忧,需要引进有效的竞争机制,尽可能降低其官僚体制,从而提高这个服务网络的活力。增强医疗机构的竞争性和监管,主要目的在于化解大病农户“看病贵”的问题,同时竞争性的医疗机构也能够相应提高服务水平,从而同时对“看病难”有所缓解。

三、全面发挥新农合健康“保护伞”功能

新农合作为当前农村地区最重要的健康“保护伞”,全面发挥新农合的功能,一方面是要充分发挥其缓解大病农户就医负担的职能,另一方面是要充分发挥其作为第三方购买者角色的职能。

为真正缓解大病农户的就医负担,应当进一步完善新农合的治理机制和报销制度。①当前新农合中,农户作为参与主体的地位不突出,农户缺乏足够的话语权,因此可考虑在新农合机构中成立由农户和社

① 2013年曝光的葛兰素史克行贿事件,进一步引发人们对我国医药行业潜规则的反思。该事件表面上是监管不到位的问题,而深层原因是由于医疗机构拥有行医垄断权,从而使其寻租成为可能。

会专业人士组成的监事会，对新农合资金运行进行监督，并及时向新农合决策机构提供有关农户的各种诉求。②完善不同医疗机构级别补偿比例制度和门诊报销封顶线制度，补偿比例和门诊封顶线应当根据不同病种，以及当地不同病种的医疗资源作出合理的设置，而不应该采取“一刀切”方式。唯有如此才可能更好地缓解大病农户的就医负担。③简化大病的审核报销程序，完善支付方式，从按项目付费为主体的医疗费用后付制，逐渐转向实行按病种、按人头支付的医疗费用预付制的方式，这样也才能缓解大病农户就医的筹资压力。④针对大额医疗支出的大病农户，将医疗救助纳入到新农合的运行机制中去，建立二次补偿的可持续机制，给予这部分困难群体更高比例的医疗补助。

为合理使用新农合资金，应当充分发挥其作为第三方购买者角色的职能。①新农合与医疗机构的谈判。新农合在农户就医过程中充当了买单者的角色，它的作用是出一部分资金帮助农户购买医疗服务。当医疗机构具有垄断定价能力且以盈利为目标时，新农合的引入必然导致医疗价格上涨，从而抵消新农合的效果（封进等，2010）。大病农户在就医过程中往往存在信息不对称的弱势地位，从控制新农合资金合理支出的角度，这时候就需要新农合作为第三方购买者，及时与医疗机构进行沟通和谈判。因此新农合管理机构应当由过去被动的买单者角色转变为医疗服务购买者角色，并要求医疗供给方提供适合农户需要的医疗服务。新农合本身具有与医疗机构的谈判实力，如可以定期对定点医疗机构进行重新认定，可以对不同的医疗机构报销比例进行调整从而引导就医数量。当然，这种谈判能力得以发挥的前提是，新农合具有良好的运行机制，并且能真正代表参保农户而发出声音。②新农合对农户就医的引导。从控制新农合资金合理支出的角度还可以发现，新农合也应负有提高农户的健康意识、引导农户有病及时就医的责任。如近年来我国农村疾病谱从传染性疾病向慢性病的转化，慢性病一开始可能是小病，如果新农合能够正确引导农户有病早治，则可能减少因慢性病迁延不治而花费大量新农合资金的可能。

四、建立健全农村社会保障体系

改善农户就医状况，不仅是改善医疗服务和医疗保障，而且应从减缓农户贫病交加的根源上寻求解决之道。应对农户大病冲击脆弱性的措施，应包括建立健全完善的社会保障体系，增强农户的可持续生计能力。Farrington 和 Slater(2006)认为，社会保障政策能使个人、家庭和社区减少诸如疾病等的生计冲击，或者当这种冲击发生时能够进行有效管理。虽然目前我国农村正式的医疗保障制度包括新型农村合作医疗制度、社会医疗救助制度、商业健康保险制度，但完整的农村社会保障体系不仅仅包括医疗保障体系，而且是广覆盖、全方位、高水平的保障体系。农村社会保障体系应当包括社会保险制度、社会福利制度、社会救助制度、优抚安置制度和社区服务制度，其中社会保险制度又应当包括养老社会保险制度、失业保险制度、工伤保险制度、医疗保险制度和生育保险制度等。完善的社会保障体系，在注重逐步增加社会保障制度，完善社会保障的功能之时，也要注意正确把握各种社会保障制度设计和安排的时序问题(刘俊霞，2006)。

针对大病农户的就医困境，当务之急是建立健全农村医疗服务体系和医疗保障体系。农村医疗服务体系涉及医疗体制、医疗设施、医护人才、医保资金、疫病控制、妇幼保健、健康教育、卫生监督等方面，当前农村三级卫生服务网络的建设目标应当是构建和完善以县级医疗卫生机构为龙头，以乡镇卫生院为主体，以村卫生室为基础的农村三级医疗卫生服务网络，这种卫生服务网络应当是有机结合的统一体，而非各自作战的分割体。而从医疗保障看，目前农村的医疗保障制度包括新型农村合作医疗和城乡医疗救助，以及少部分人群参与的商业性健康保险，城市的医疗保障包括城镇职工基本医疗保险、城镇居民基本医疗保险、城乡医疗救助和商业健康保险。虽然其保障体系基本相同，但从保障水平看，新农合低于城镇居民基本医疗保险，而城镇居民基本医疗保险又低于城镇职工基本医疗保险。城乡二元体制下的二元医疗保障体系，应当尽快打破，最终建立城乡一体化的医疗保障体系。应当鼓励发展商业性医疗保险服务。医疗保险是为补偿疾病所带来的医疗费用的一种保险，可以为政府减轻财政支出的压力。但是，目前只在少数经济较发达的农村地区开展，并未取得理想的社会效益，也没能在全国的农村地区普及开来。随着经济发展，农村部分地区或部分人群经济收入提高，健康意识也随之提高，这部分群体具有商业性医疗保险的需求。以商业的形式购买保险，不仅可以减轻国家的财政压力，也是现代社会保障体系的必要一环。

从社会保障看，可借鉴发达国家针对贫困家庭的食品券计划，为大病农户提供免费食品，避免因贫致病和因病致贫的恶性循环。针对大病农户劳动力紧缺问题，应在村庄内部建立相互帮助的社会机制，并建立城市志愿服务下乡帮助大病农户的扶贫可持续机制。因为农户在大病冲击下，家庭生产和生活的劳动力配置更加紧张，首先患病人口全部或部分丧失劳动能力，其次照料病患的时间增加，第三是其他成员可能需要通过打零工等形式增加收入。因此政府应鼓励恢复和创立民间的劳动力互助组织，加入这一组织的成员，当某一农户受到大病冲击，其他成员负有给予劳动力帮助的责任。同时，应建立城市青年志愿者下乡参加扶贫活动的长效机制，避免“走过场”或者“送温暖”式的志愿活动，应让青年志愿者入户到家，通过志愿劳动真正缓解大病农户的劳动力紧张局面。总之，建立以政府为主导、社会广泛参与的社会保障制度，可以大大加快大病农户的可持续生计恢复进程。

第三节 进一步讨论

一、农村医疗问题研究的未尽之处

由于本书是从大病农户角度进行研究，对农村医疗供给的研究还有未尽之处。这里再作一些深入的、不系统的讨论。

农村医疗改革是一个极其复杂的问题。当前，乡村医生埋怨新医改使其收入减少了，医院主治医生埋怨收入太少不能体现其劳动价值，各级医院埋怨政府补助太少，医药公司埋怨不给好处费药品根本进入不了医院，政府埋怨医院营利目的太强缺乏公益性。应当承认，各个利益主体的诉求都有其合理性。当前农村医疗改革的关键，在于处理好各个利益主体的利益关系。从行为主体看，需要处理好医生与病患、医生与医院、医院与医药公司的关系，从医疗机构看，需要处理好村卫生室、乡镇卫生院、县级及以上医院、政府的多维利益关系。处理这些利益主体的关系，绝不能够走回计划经济的老路，而应该以市场化改革为主导方向，配合严格的医药监管，通过有效的激励机制使利益主体各方在法律授权范围内，争取各自的利益。

从农户这一利益主体的利益出发，当然是希望达到所有的疾病都能够“病有所医”。但社会经济发展所处的阶段，决定了“病有所医”的程度只能与社会经济发展水平相适应，即使是实现免费医疗的国家，世界上也没有一个国家的免费医疗是高水平的。尽管如此，政府购买服务方式的免费医疗制度应该逐步推广，因为免费医疗制度不仅能够体现社会公平和正义，而且通过免费医疗机制，可以扩展免费医疗制度的功能。免费医疗制度可以促进政府加大对全科医生的培养，使农村基层的全科医生成为农户健康的第一道防线，有效促进对每个个体的生命全程健康管理。在生命全程健康管理中，每个个体可以经常性的向全科医生进行健康咨询，获得健康指导，并经常进行常规性的健康检查；个体一旦存在潜在的健康风险，能够与全科医生进行良好的互动，获得包括心理、药物治疗等支持；当疾病严重时，能够通过转诊制度转到更好的医疗机构获得药物和仪器治疗。因为疾病越早发现越可能实施更有效率的治疗，健康管理不仅能使个体在患病时减少支出取得更好效果，而且一旦患病能够使个体更为重视和了解身体健康和心理健康，并作为真正的健康主体抵御疾病入侵。

中国人在一生中往往缺乏生命教育、健康教育。中国人往往在没有患病的时候，刻意对疾病保持无知状态，而当患病时，又对疾病充满各种恐惧感。每个人都有求生的本能，可以说每个人都是怕死的，也就是怕得病，这是人之常情。但疾病风险既然随时都可能对身体健康造成危害，则应该树立一种科学的生命观。当疾病来临时，无需过分恐惧，否则只能加重病情。当前，可以通过医疗补偿制度、全程健康管理制度去引导个体对生命伦理的认识、树立科学的医疗伦理观。对于不治之症，不是花费大量金钱精力去抢救，而应该从治疗措施向临终关怀转变。在此过程中，政府也责无旁贷的负有推动临终关怀产业发展的职能。

二、本研究的不足与展望

纵观本研究，由于是使用已有的数据进行研究，而非根据研究的需要进行调查获取资料，因此导致本研究存在不足：

(1)虽然建立了大病农户就医行为的理论分析框架，但在就医行为的实证分析中，由于数据的可获得性原因，对就医行为的衍生行为实证研究有所欠缺。大病冲击下的户内成员就业变化、教育变化、农业经营能力等方面还缺乏有效的深入分析。分析大病农户的职业转换、经营能力影响程度，是今后的研究方向之一。

(2)社会资本与大病农户支持的研究，主要局限于描述和案例分析,没有使用计量模型进行定量分析。由于社会资本是一个含义广泛的概念,包含网络、信任和规范多个角度,研究中未能分层次、有系统的进行量化和深入研究社会资本的影响程度。同时,本研究中主要偏向于研究社会资本对大病农户的就医行为影响,而没有同时研究患病对社会资本变化的影响,缺乏考虑社会资本与健康可能存在的互为因果关系。深入全面考察社会资本各个维度在就医行为中的作用,以及患病与社会资本的相互影响关系,对大病农户就医行为的进一步研究具有重要意义。

(3)由于数据原因,笔者只是从居住支出的侧面考察大病冲击前后农户生计资本的变化,而没有全面考察5种生计资本的变化。笔者使用可持续生计理论,更多体现在对其理念上和思想上的使用,而缺乏可操作性的可持续生计分析技术。进一步调查分析大病农户患病前后的生计资本变化,揭示大病农户的可持续生计能力趋势,也是今后研究的一个方向。

参考文献

[1] Akin J S, Griffin C C, Guilkey D K, et al. The Demand for Primary Health Care Services in the Bicol Region of the Philippines[J]. Economic Development and Cultural Change, 1986, 34(4): 755 - 782.

[2] Alaba O A, Alaba O B. Malaria in Rural Nigeria: Implications for the Millennium Development Goals[J]. African Development Review, 2009, 21(1): 73 - 85.

[3] Andersen R, Kravits J. Equity in Health Services: Empirical Analysis in Social Policy[J]. The American Journal of Nursing, 1976, 76(8): 1339.

[4] Arrow K J. Uncertainty and the welfare economics of medical care [J]. The American economic review, 1963, 53(5): 941 - 973.

[5] Asenso-Okyere K, Asante F. A, Tarekegn J, et al. A Review of The Economic Impact of Malaria in Agricultural Development[J]. Agricultural Economics, 2011, 42(3): 293 - 304.

[6] Asenso-Okyere K, Chiang C, Thangata P, et al. Understanding the Interaction between Farm Labor Productivity, and Health and Nutrition: A Survey of the Evidence[J]. Journal of Development and Agricultural Economics, 2011, 3(3): 80 - 90.

[7] Audibert M, Brun J-F, Mathonnat J, et al. Malaria, Production and Income of the Producers of Coffee and Cocoa: An Analysis From Survey Data in Côte d'Ivoire[R]. CERDI, Working Paper Series, E2006.31.

[8] Bardhan P, Udry C. Development Microeconomics[M]. New York: Oxford University Press, 1999.

[9] Barnidge E K, Baker E A, Motton F, et al. Exploring Community Health through the Sustainable Livelihoods Framework[J]. Health Education & Behavior, 2011, 38(1): 80-90.

[10] Barnum, H, Squire L. World Bank: A Model of an Agricultural Household: Theory and Evidence[M]. Baltimore: Johns Hopkins University Press, 1979.

[11] Berbel J, Rodriguez-Ocaña A. An MCDM Approach to Production Analysis: An Application to Irrigated Farms in Southern Spain[J]. European Journal of Operational Research, 1998, 107(1): 108-118.

[12] Burt R S. Structural Holes. The Social Structure of Competition [M]. Cambridge, MA: Harvard University Press, 2009.

[13] Chambers R, Conway G R. Sustainable Rural Livelihoods: Practical Concepts for the 21st Century[M]. Brighton, UK: Institute of Development Studies, 1992.

[14] Chirikos T N, Nestel G. Further Evidence on the Economic Effects of Poor Health[J]. The Review of Economics and Statistics, 1985, 67(1): 61-69.

[15] Coleman J S, Foundations of Social Theory[M]. Cambridge: The Belknap Press, 1990.

[16] Coleman J S, Social Capital in the Creation of Human Capital[J].

The American Journal of Sociology, 1988, 94: S95 – S120.

[17] Conly G N. The Impact of Malaria on Economic Development, A Case Study[J]. Scientific Publication, 1975: 297.

[18] Corbin J, Strauss A. Basics of Qualitative Research: The Selection of Search Terms for a Question and the Grounded Theory Procedures and Techniques[M]. Newbury Park, CA: Sage Publications, 1990.

[19] Drimie S. HIV/AIDS and Land: Case Studies from Kenya, Lesotho, and South Africa[J]. Development Southern Africa, 2003, 20, 647 – 658.

[20] Ellis F. Peasant Economics: Farm Households in Agrarian Development[M]. Cambridge: Cambridge University Press, 1993.

[21] Farmar-Bowers Q, Lane R. Understanding Farmers' Strategic Decision-Making Processes and the Implications for Biodiversity Conservation Policy[J]. Journal of Environmental Management, 2009, 90(2): 1135 – 1144.

[22] Farrington J, Slater R. Introduction: Cash Transfers: Panacea for Poverty Reduction or Money Down the Drain? [J]. Development Policy Review, 2006, 24(5): 499 – 511.

[23] Farrington J. Sustainable Livelihoods, Rights and the New Architecture of Aid[J]. Natural Resource Perspectives, 2001, (6):2 – 5.

[24] Ferreira, Pessôa, Santos. The Impact of Aids on Income and Human Capital[J]. Economic Inquiry, 2011, 49(4): 1104 – 1116.

[25] Foster A. Poverty and Illness in Low-Income Rural Areas[J]. American Economic Review, 1994, 84(2), 216 – 220.

[26] Geertsen R, Klauber M R, Rindflesh M, et al. A Re-examination

of Suchman's Views on Social Factors in Health Care Utilization [J]. Journal of Health and Social Behavior, 1975, 16(2): 226 - 237.

[27] Gertler P, Locay L, Sanderson W. Are User Fees Regressive?: The Welfare Implications of Health Care Financing Proposals in Peru[J]. Journal of Econometrics, 1987, 36(1): 67 - 88.

[28] Glaser B G. Basics of grounded theory analysis[M]. Mill Valley, CA: Sociology Press, 1992.

[29] Glaser B G. Theoretical Sensitivity[M]. Mill Valley, CA: Sociology Press, 1978.

[30] Glaser B G, Strauss A L. The Discovery of Grounded Theory: Strategies for Qualitative Research[M]. Chicago: Aldine, 1967.

[31] Gómez-Limón J A, Riesgo L, Arriaza M. Multi-criteria Analysis of Input Use in Agriculture[J]. Journal of Agricultural Economics, 55(3): 541 - 564, 2004.

[32] Goudge J, Gilson L, Russell S, et al. Affordability, Availability and Acceptability Barriers to Health Care for the Chronically Ill: Longitudinal Case Studies from South Africa [J]. BMC Health Services Research, 2009, 9(1): 75.

[33] Grossman M. The Demand for Health: A Theoretical and Empirical Investigation[M]. New York: Columbia University Press, 1972.

[34] Gupta S, Verhoeven M, Tiongson E R. The Effectiveness of Government Spending on Education and Health Care in Developing and Transition Economies[J]. European Journal of Political Economy, 2002, 18(4): 717 - 737.

[35] Hahn R A. Sickness and Healing: An Anthropological Perspective [M]. New Haven :Yale University Press,1995.

[36] Harper W M, Eastman C. An Evaluation of Goal Hierarchies for Small Farm Operators[J]. American Journal of Agricultural Economics, 1980, 62(4): 742 - 747.

[37] Heckman J J. Sample Selection Bias as a Specification Error[J]. Econometrica, 1979,47(1): 153 - 161.

[38] ILO, HIV/AIDS and Work: Global Estimates, Impact and Response 2004[R]. International Labour Organization, 2004.

[39] ILO, HIV/AIDS and Work: Global Estimates, Impact on Children and Youth, and Response 2006[R]. International Labour Organization, 2006.

[40] Kasl S, Cobb S. Health Behavior, Illness Behavior, and Sick-role Behavior[J]. Archives of Environmental Health, 1966, 12(4): 531 - 572.

[41] Kawachi I, Kennedy B P, Glass R. Social Capital and Self-rated Health: a Contextual Analysis[J]. American journal of public health, 1999, 89(8): 1187 - 1193.

[42] Kawachi I, Kennedy B P, Lochner K, et al. Social Capital, Income Inequality, and Mortality[J]. American Journal of Public Health, 1997, 87(9): 1491 - 1498.

[43] Lin N, Dumin M. Access to Occupations through Social Ties[J]. Social Networks, 1986, 8(4), 365 - 385.

[44] Lindahl M. Estimating the Effect of Income on Health and Mortality Using Lottery Prizes as an Exogenous Source of Variation in Income [J]. The Journal of Resources, 2005, 40(1): 144 - 168.

[45] Lipton M. The Theory of the Optimizing Peasant[J]. Journal of Development Studies, 1968, 4(3): 327 - 351.

[46] Lofland J, Lofland L H. Developing Analysis. Analyzing Social

Setting[M]. Belmont, CA:Wadsworth Publishing Company,2006.

[47] Loury G C, Wallace P A, LaMond A M. Women, Minorities, and Employment Discrimination [M]. Lexington, MA and Toronto: Lexington Books. Chap. A Dynamic Theory of Racial Income Differences, 1977.

[48] Mather M, Canli T, English T, et al. Amygdala Responses to Emotionally Valenced Stimuli in Older and Younger Adults[J]. Psychological Science, 2004, 15(4): 259 - 263.

[49] Mcintyre D, Thiede M, Dahlgren G, et al. What are the Economic Consequences for Households of Illness and of Paying for Health Care in Low-and Middle-Income Country Contexts[J]. Social Science and Medicine, 2006, 62(4): 858 - 865.

[50] Mechanic D. Medical Sociology (2nd Ed.) [M]. New York: The Free Press, 1978.

[51] Mechanic D. Sociological Dimensions of Illness Behavior[J]. Social Science & Medicine, 1995, 41(9): 1207 - 1216.

[52] Michael A, Walker C. The Impact of HIV/AIDS on Land Rights: Perspectives from Kenya[J]. World Development, 2006, 34(4): 704 - 727.

[53] Miller D L, Scheffler R, Lam S, et al. Social Capital and Health in Indonesia [J]. World Development, 2006, 34 (6): 1084 - 1098.

[54] Mwabu G, Ainsworth M, Nyamete A. Quality of Medical Care and Choice of Medical Treatment in Kenya: an Empirical Analysis[J]. Journal of Human Resources, 1993, 28(4): 838 - 862.

[55] Ostrom E. Social Capita, a Fad or a Fundamental Concept[R]. Social capital: A Multifaceted Perspective, 2000: 172 - 214.

[56] Parker M. Re-assessing Disability: The Impact of Schistosomal Infection on Daily Activities among Women in Gezira Province, Sudan[J]. Social Science & Medicine, 1992, 35(7): 877 -890.

[57] Portes A. The Economic Sociology of Immigration: A conceptual Overview[M]. New York: Russell Sage Foundation, 1995.

[58] Pryer J, Rogers S, Rahman A. Work-disabling Illness as a Shock for Livelihoods and Poverty in Dhaka Slums, Bangladesh[J]. International Planning Studies, 2005, 10(1): 69 -80.

[59] Putnam R D, Leonardi R, Nanetti R Y. Making Democracy Work: Civic Traditions in Modern Italy[M]. Princeton: Princeton University Press, 1994.

[60] Riesgo L, Gómez-Limón J A. Multi-criteria Policy Scenario Analysis for Public Regulation of Irrigated Agriculture[J]. Agricultural Systems, 2006, 91(1 -2): 1 -28.

[61] Rose R. How Much does Social Capital Add to Individual Health? [J]. Social Science & Medicine, 2000, 51(9): 1421 -1435.

[62] Russell S. Ability to Pay for Health Care: Concepts and Evidence [J]. Health Policy And Planning,1996,11(3): 219 -237.

[63] Russell S, Gilson L. Are Health Services Protecting the Livelihoods of the Urban Poor in Sri Lanka? Findings from Two Low-Income Areas of Colombo[J]. Social Science & Medicine, 2006, 63(7): 1732 -1744.

[64] Russell S, Seeley J, Ezati E, et al. Coming Back From the Dead: Living with HIV as a Chronic Condition in Rural Africa[J]. Health Policy And Planning. 2007, 22(5): 344 -347.

[65] Sauerborn R, Adams A, Hien M. Household Strategies to Cope With the Economic Costs of Illness[J]. Social Science and Medi-

cine, 1996, 43(3): 291 -301.

[66] Schultz T W. Transforming Traditional Agriculture[M]. New Haven: Yale University Press, 1964.

[67] Sen A K. Poverty and Famine[M]. Oxford, UK: Clarendon Press, 1981.

[68] Sen A K. The Resources, Values, and Development[M]. Cambridge, MA: Harvard University Press, 1997.

[69] Singh N, Gilman J. Making Livelihoods More Sustainable[J]. International Social Science Journal,1999 , 51(162): 539 -545.

[70] Strauss A, Corbin J. Basics of Qualitative Research: Techniques and Procedures for Developing Grounded Theory (2nd Ed.)[M]. Thousand Oaks, CA: Sage Publications, 1998.

[71] Strauss A. Qualitative Analysis for Social Scientists[M]. New York: Cambridge University Press, 1987.

[72] Suchman E A. Stages of Illness and Medical Care[J]. Journal of Health and Human Behavior, 1965, 6(3): 114 -128.

[73] Sumpsi J M, Amador F, Romero C. On Farmers' Objectives: A Multi-criteria Approach[J]. European Journal of Operational Research, 1997,96(1): 64 -71.

[74] Sun X Y, Jackson S, Carmichel G,et al. Catastrophic Medical Payment and Financial Protection in Rural China: Evidence from the New Cooperative Medical Scheme in Shandong Province[J]. Health Economics, 2009, 18 (1): 103 -119.

[75] Taylor J E, Adelman I. Agricultural Household Models: Genesis, Evolution and Extensions[J]. Review of Economics of the Household, 2003, 1(1 -2): 33 -58.

[76] Thomas D, Frankenberg E. Health, Nutrition and Prosperity: a

Microeconomic Perspective[J]. Bulletin of the World Health Organization, 2002, 80(2):106 - 113.

[77] Tibaijuka A K. AIDS and Economic Welfare in Peasant Agriculture: Case Studies from Kagabiro Village, Kagera Region, Tanzania [J]. World Development, 1997, 25(6): 963 - 975.

[78] WCED. Our Common Future: World Commission on Environment and Development[M]. Oxford: Oxford University Press, 1987.

[79] Wilkes A, Hao Y, Bloom G, et al. Coping With the Costs of Severe Illness in Rural China[R]. IDS working Paper 1997, No. 58.

[80] Wisner B. At risk: Natural Hazards, People's Vulnerability and Disasters[M]. Hampshire: Psychology Press, 2004.

[81] Wood R E, Locke E A. Goal-Setting and Strategy Effects on Complex Tasks [J]. Research in Organizational Behavior, 1990, (12): 73 - 109.

[82] World Health Organization, Health Financing Strategy for the Asia Pacific Region (2010—2015)[R]. World Health Organization, South-East Asia Region, 2009.

[83] 白永秀,马小勇.落后地区农户的脆弱性与社会安全体系的构建[J]. 天津师范大学学报(社会科学版),2008(1).

[84] 边燕杰.城市居民社会资本的来源及作用:网络观点与调查发现[J]. 中国社会科学,2004(3).

[85] 陈玉萍,李哲,丁士军.贫困地区农村劳动力大病经济成本分析——来自湖北省红安县的证据[J]. 中国农村经济,2008(11).

[86] 陈玉萍.贫困地区农户大病风险及其经济成本分析[J]. 农业经济问题,2010(10).

[87] 程锦锥,朱恒鹏.中国药品市场报告[M].北京:社会科学文献

出版社,2012 年.
[88] 邓大才. 社会化小农:动机与行为[J]. 华中师范大学学报(人文社会科学版),2006(3).
[89] 丁士军,马志雄,张银银. 农户参与水土保持项目的满意度分析——以云贵鄂渝小流域治理世界银行项目为例[J]. 农业技术经济,2012(3).
[90] 封进,刘芳,陈沁. 新型农村合作医疗对县村两级医疗价格的影响[J]. 经济研究,2010(11).
[91] 封进,秦蓓. 中国农村医疗消费行为变化及其政策含义[J]. 世界经济文汇,2006(1).
[92] 冯黎,陈玉萍,丁士军. 大病风险冲击下农户户内劳动供给的性别差异分析——来自四川贫困县的证据[J]. 妇女研究论丛,2009(4).
[93] 冯黎,陈玉萍,吴海涛. 农村居民大病就诊行为的实证分析:来自贫困县的证据[J]. 农业技术经济,2009(3).
[94] 高梦滔,姚洋. 健康风险冲击对农户收入的影响[J]. 经济研究,2005(12).
[95] 高梦滔,姚洋. 性别、生命周期与家庭内部健康投资——中国农户就诊的经验证据[J]. 经济研究,2004(7).
[96] 高其法,丁立松,薛秋霁,等. 病人跨期选择中的时间偏好与慢性病防治[J]. 医学与哲学(人文社会医学版),2009(11).
[97] 顾昕. 全球性医疗体制改革的大趋势[J]. 中国社会科学,2005(6).
[98] 海闻,高梦滔,姚洋. “大病”风险对农户影响深远[J]. 社会保障制度,2004(4).
[99] 韩华为. 中老年患者门诊需求行为及其决定因素——来自浙江、甘肃两省的经验证据[J]. 中国人口科学,2010(5).

[100] 洪秋妹,常向阳. 我国农村居民疾病与贫困的相互作用分析[J]. 农业经济问题, 2010(4).

[101] 胡涤非. 农村社会资本的结构及其测量——对帕特南社会资本理论的经验研究[J]. 武汉大学学报(哲学社会科学版), 2011(4).

[102] 胡荣. 社会资本与中国农村居民的地域性自主参与——影响村民在村级选举中参与的各因素分析[J]. 社会学研究,2006(2).

[103] 胡苏云. 中国农村人口医疗保障:穷人医疗干预视角的分析[J]. 中国人口科学,2006(3).

[104] 黄宗智. 华北的小农经济与社会变迁[M]. 北京:中华书局,1986.

[105] 贾旭东,谭新辉. 经典扎根理论及其精神对中国管理研究的现实价值[J]. 管理学报,2010(5).

[106] 蒋远胜, Braun J. 中国西部农户的疾病成本及其应对策略分析——基于一个四川省样本的经验研究[J]. 中国农村经济,2005(11).

[107] 蒋远胜,肖诗顺,宋青锋. 家庭风险分担机制对农村医疗保险需求的影响——对四川省的初步调查报告[J]. 人口与经济,2003(1).

[108] 黎洁,李亚莉,邰秀军,等. 可持续生计分析框架下西部贫困退耕山区农户生计状况分析[J]. 中国农村观察,2009(5).

[109] 李惠斌,杨雪冬. 社会资本与社会发展[M]. 北京:社会科学文献出版社,2000.

[110] 李树茁,梁义成,Feldman W. 退耕还林政策对农户生计的影响研究——基于家庭结构视角的可持续生计分析[J]. 公共管理学报,2010(2).

[111] 李小云,董强,饶小龙,等.农户脆弱性分析方法及其本土化应用[J].中国农村经济,2007(4).

[112] 李小云,唐丽霞.艾滋病与贫困的关系研究[J].中国农村观察,2005(3).

[113] 李晓敏,丁士军,陈玉萍,等.贫困地区农户医疗服务需求影响因素分析——来自湖北省红安县的农户调查数据[J].农业技术经济,2009(2).

[114] 李燕平,郭德俊.目标理论述评[J].应用心理学,1999(2).

[115] 李哲,陈玉萍,丁士军,等.农户处理大病风险及其经济损失的策略——基于湖北贫困县的研究[J].管理评论,2009(10).

[116] 梁鸿,徐惠平.上海市贫困人口医疗服务可及性研究[J].中国卫生经济,2001(12).

[117] 林聚任,刘翠霞.山东农村社会资本状况调查[J].开放时代,2005(4).

[118] 刘俊霞.西方社会保障制度改革与我国社会保障制度的重构[J].中南财经政法大学学报,2006(5).

[119] 刘逸虹.革命老区医疗卫生机构财政投入的问题与思考——基于对湖北省红安县医疗卫生机构的调查分析[J].财政监督,2011(24).

[120] 刘莹,黄季焜.农户多目标种植决策模型与目标权重的估计[J].经济研究,2010(1).

[121] 吕美晔,王翌秋.基于四部模型法的中国农村居民医疗服务需求分析[J].中国农村经济,2012(6).

[122] 帕森斯.社会行动的结构[M].南京:译林出版社,2003.

[123] 潘丹.中国农村居民医疗服务利用影响因素分析[J].农业技术经济,2010(7).

[124] 乔勇,丁士军.贫困地区农户应对疾病的筹资及效果:基于四

川省阆中市的农户调查[J]. 中国卫生经济,2009(7).
[125] 乔勇,丁士军. 农村居民医疗门诊点选择:理性中的非理性——基于四川省阆中市的农户调查[J]. 农村经济,2009(2).
[126] 申志伟,蒋远胜. 西部农村居民健康及其家庭医疗支出的决定因素——基于四川和陕西的农户调查[J]. 农业技术经济,2008,(3).
[127] 苏芳,徐中民,尚海洋. 可持续生计分析研究综述[J]. 地球科学进展,2009(1).
[128] 孙昂,姚洋. 劳动力的大病对家庭教育投资行为的影响——中国农村的研究[J]. 世界经济文汇,2006(1).
[129] 陶四海,赵郁馨,万泉,等. 灾难性卫生支出分析方法研究[J]. 中国卫生经济,2004(4).
[130] 王俊,昌忠泽,刘宏. 中国居民卫生医疗需求行为研究[J]. 经济研究,2008(7).
[131] 王卫东. 中国城市居民的社会网络资本与个人资本[J]. 社会学研究,2006(3).
[132] 王锡苓. 质性研究如何建构理论——扎根理论及其对传播研究的启示[J]. 兰州大学学报,2004(3).
[133] 王翌秋,张兵. 农村居民就诊单位选择影响因素的实证分析[J]. 中国农村经济,2009(2).
[134] 卫生部统计信息中心. 2008 中国卫生服务调查研究[M]. 北京:中国协和医科大学出版社,2008.
[135] 卫生部统计信息中心. 中国卫生服务调查研究:第三次国家卫生服务调查分析报告[M]. 北京:中国协和医科大学出版社,2004.
[136] 尉建文,赵延东. 权力还是声望——社会资本测量的争论与验

证[J]. 社会学研究,2011(3).
[137] 邢海燕,沈毅,赵华娟,等. 农村居民就医行为及其影响因素的对应分析[J]. 中国农村卫生事业管理,2002(5).
[138] 杨黛. 社会资本专用性对产业集群的影响分析[J]. 经济问题,2006(8).
[139] 杨蕙馨,吴炜峰. 居住消费升级与产业发展的相关性分析[J]. 经济学动态,2009(4).
[140] 杨善华,梁晨. 农民眼中疾病的分类及其"仪式性治疗"——以河北 Y 县 NH 村为例[J]. 社会科学,2009(3).
[141] 杨学来,徐凌中,孙胤羚,等. 东营市城乡居民选择就诊单位的影响因素研究[J]. 中国卫生经济,2005(8).
[142] 杨云彦,赵锋. 可持续生计分析框架下农户生计资本的调查与分析——以南水北调(中线)工程库区为例[J]. 农业经济问题,2009(3).
[143] 姚兆余,张娜. 农村居民就医行为及其影响因素的分析——基于苏北地区 X 镇的调查[J]. 南京农业大学学报(社会科学版),2007(3).
[144] 于浩,安迪. 农村贫困地区居民高额医药费用的应对策略[J]. 中国卫生经济,1998(10).
[145] 张车伟. 营养、健康与效率——来自中国贫困农村的证据[J]. 经济研究,2003(1).
[146] 张建杰. 农户社会资本及对其信贷行为的影响——基于河南省 397 户农户调查的实证分析[J]. 农业经济问题,2008(9).
[147] 张建萍,纳冬荃,楚学文. 呈贡县农村老年人卫生服务需求与利用的调查[J]. 中国农村卫生事业管理,2002(5).
[148] 张其仔. 社会网与基层经济生活——晋江市西滨镇跃进村案例研究[J]. 社会学研究,1999(3).

[149] 张仁伟,杨土保. 我国农村贫困地区医疗服务及利用的影响因素分析[J]. 中国农村卫生事业管理,2000(2).

[150] 张文宏. 城市居民社会网络资本的阶层差异[J]. 社会学研究,2005(4).

[151] 赵洪杰,王保勤,刘凤翔. 宁陵县特困人口患病就诊情况调查分析[J]. 中国农村卫生事业管理,2000(9).

[152] 赵延东. 测量西部城乡居民的社会资本[J]. 华中师范大学学报(人文社会科学版),2006(6).

[153] 朱恒鹏. 新医改研究文献综述:2008—2009[J]. 经济学动态,2009(10).

[154] 朱铭来,宋占军. 大病保险对家庭灾难性医疗支出的风险分散机制分析[J]. 中国卫生政策研究,2012(12).

[155] 庄孔韶,杨洪林,富晓星. 小凉山彝族“虎日”民间戒毒行动和人类学的应用实践[J]. 广西民族学院学报(哲学社会科学版),2005(2).

[156] 左延莉,王小万,代涛. 三城市六种疾病住院病人灾难性医疗支出研究[J]. 卫生经济研究,2008(11).

[157] Roberts M G, 杨国安. 可持续发展研究方法国际进展——脆弱性分析方法与可持续生计方法比较[J]. 地理科学进展,2003(1).